# 「日常言語」の
# リハビリテーションのために

## 失語症と人間の言語をめぐる基礎知識

佐藤公治 著

協同医書出版社

# はじめに

　人間にとって言語は自らの思考を支えていくものであり、世界を認識していくために不可欠なものである。そして、何よりも言語の中でも特に話しことばは自分の周りにいる人たちとの言語的関わりを通して、社会的活動を展開していくうえではなくてはならないものである。この社会的に関わっていくという経験は社会的存在としての自己の存在を形成していくものでもある。人間は根源的に社会的活動なしには人間たり得ないということであり、言語は人間的尊厳にとっては不可欠のものである。

　不幸にして言語の働きに支障をきたしてしまった時には、日常生活に大きな障害をもたらしてしまう。だが、同時に失語症によってことばの働きに支障をきたしてしまった人たちも残されたことばの機能を使って周りの人たちと懸命に関わっていこうとするし、何とかことばの機能を少しでも回復させるためにリハビリテーションの訓練に励んでいこうとする。そこには人間が絶えずことばを通して他者と関わり続けていこうとする、人間が持っているその根源的な姿が見えてくる。

　言語の障害、特にことばに障害を抱えることを考えることは、人間にとっての言語とはどういうものであるのか、その本質を議論することでもある。そのことは同時に、言語の障害とそこからの回復をめざしていこうとする人たちの治療と支援に関わり、実践的な問題に取り組んでいる言語聴覚士の人たちにとっても、人間にとっての言語とはどういうものであるのかという本質の問題を考えていくことである。

　失語症の研究として今日でもその中心にあるのは、脳科学や神経科学の研究を背景にした神経心理学であり、またそれらの知見による臨床研究であり、実践的なリハビリテーションの研究だろう。だが、同時に失語症については、言語という人間の心に関わる問題でもあることから、哲学上の重要な問題をそこに含んでおり、当然のことながら言語学や心理学の問題でもある。

　本書は、失語症の実践的研究やリハビリテーションの問題を詳細に論じようとするものではなく、言語の働きについて言語学、心理学、哲学、あるいは人類学を言語の視点から論じた言語人類学の研究といった広い視点からみ

ていこうとするものである。もちろん、言語の問題を考えていく時、言語の機能に障害を持ってしまったことから言語の本質が明らかになってくることは当然のことであり、その意味では本書でもフロイトやベルクソン、ヤコブソン、そしてルリヤといった人たちが失語症の問題に取り組んだ研究についてみていくことになる。これらの研究はいずれも、失語症からみえてくる人間にとっての言語とは何なのか、さらには人間の基本的な活動とは何であるのかということが常に議論されている。

　もう少し失語症を巡る議論のいくつかをみていこう。認知心理学の世界では、知能の多重性で知られ、また創造性教育についてのハーバード大学の「プロジェクト・ゼロ」を牽引してきた人物であるガードナー（Gardner, H）が脳損傷の問題を論じた『The Shattered Mind』(1977) を書いている。「閉じられた心」とでも訳される著書だが、この中で失語症の症例研究、ウェルニッケ、リヒトハイムといったヨーロッパの神経学者と共に知られているデジュリンが問題にした失読症についてとりあげ、さらにゲルストマン症候群は事実なのかといったいくつかの重要な問題を論じている。ここでは、このガードナーの大部な著書を紹介することが目的ではないし、その内容を正確に記述することは難しいので控えるが、彼が人間の認識や知能を多重な機能連関として考えた視点から指摘していることで注目しておきたいのは、言語活動の中心にあるのが左半球の機能であることは誰一人として異論はないものの、言葉の意味レベルや言葉で表現されていることを情感として感じるためには右半球の働きも重要であるとしていることである。右半球を損傷した人の場合はこのような言葉の意味や情感に関わる言語機能が正常に働いていない、というのである。いわば言語機能は保たれているが、言語の運用、プラグマティックな部分に右半球が関わっており、言語機能の制御部分にもなっているのではないかという指摘である。可能性としては、右半球の言語機能として言語の情動に関する処理に関わっているということなのである。たしかに左右の半球はバラバラにあるわけではないが、とかく言語の問題では左半球が注目され議論されているのに対して、ガードナーならではの議論をしているといえよう。

　さらにもう少し時代を遡ると、精神分析では誰もが知っているフロイトが若い頃に神経学者として『失語症の理解にむけて—批判的検討』(1891) を書いている。これについては、本書の第1章でみていくので詳しいことはここではふれないでおくが、彼は当時の失語症理論の中心であったブローカ、

ウェルニッケ、そしてリヒトハイムといった人たちが主張していた局在論を批判している。今日でも、ブローカ野については批判的に議論されていることは良く知られているが、この論文では反・局在論の立場からフロイト独自の失語症論を展開している。

　あるいはフロイトの議論に続いて、哲学者のベルクソンが『物質と記憶』(1896) の第2章で「イマージュの再認について」を書き、その中で失語症を論じている。ここで彼は当時の神経学や大脳生理学を詳しく検討している。ベルクソンは当時の大脳生理学の知見、あるいは失語症に関する理論を詳細に検討したうえで、言語に関わる記憶は脳に局在的に蓄積されているわけではないと結論している。フロイトと同様の反・局在論の立場で失語症を問題にしているのである。この二人は、1890年代の失語症研究の中でも独自の考え方を展開していたが、いわば失語症の脳機能を中心とした研究とは距離を置いていた立場からの主張である。

　言語に関心を持つヴィゴツキー、そして彼の研究を継承して独自の失語症研究と神経心理学を構築していったルリヤは、言語とその発達研究を基礎にしながら言語の障害の問題へと研究を進めていった人たちである。心理学の仕事として失語症の問題に関わりながら、人間にとっての言語とは何かという理論的な問題を論じている。

　言語学者のヤコブソンも、音韻論研究を基礎にした失語症を論じている。彼はルリヤと同じように言語発達も研究していたが、そこから幼児の言語発達と失語症との関係を論じている。このように、ヴィゴツキー、ルリヤ、ヤコブソンは、失語症の問題からみえてくるものとして、人間にとっての言語とは何かという大きな問題を論じていた。このような先駆者たちの研究とそこでの議論を避けて通ることはできない。これらについては本書の前半部分の複数の章で詳しくみていくことにする。

　本書の後半では、失語症のコミュニケーション能力についての研究をとりあげる。失語症のリハビリテーションでは構音訓練や呼称訓練といった正常な言語能力の回復がめざされている。だがその一方では、失語症者は残された言語能力やプロソディー表現、あるいは言語以外のジェスチャーや指差しといった身体による記号的表現を用いて周りの人たちと意志疎通を図っていこうとする発想から考える研究がある。特にここで注目したいのは、応用言語学者、あるいは人類学者として会話分析の手法を使いながらさまざまな日常現場の中での相互作用を研究しているグッドウィンが取り組んでいるもので、失語症者が日常生活の中で家族とどのような会話を展開しているか、そ

の談話過程を映像の分析から明らかにしたフィールド研究がある。その他、失語症のコミュニケーション能力の改善をめざした実践的な研究もいくつか行われている。

　失語症の訓練として構音訓練などの基本的な言語課題に取り組みながら言葉の回復をめざすことが必要なことは言うまでもないが、同時に、言語訓練としては言語の運用や使える言語手段を使って相手との会話可能性を実感していくことを目標とすることも必要だろう。完全に言語の回復ができなくても残されたコミュニケーション手段を使っていくこと、そのための経験を蓄積していくことは、とりわけ在宅のリハビリテーションの重要な課題として位置づけられるだろう。

　失語症者が日常生活の場でどのようなミュニケーション活動を展開しているか、またそれがどこまで可能になっているかという問題は、言語について状況論、あるいは語用論という視点から議論していくことでもある。これは広く言語活動を社会的な活動としてみた時に、言語の使用の背景にあり、またその活動を支えている社会・文化的な要因を明らかにしていくことに他ならない。それは言語活動を他者とことばを通した社会的活動という実践的な目的としてあるとするプラグマティックな観点から言語をみていくということでもある。グッドウィンの研究もこのような研究の枠組みの中に位置づけられるが、さらに米国を中心に行われているもので、人類学的視点から言語を社会・文化的に論じていく、いわゆる言語人類学の一連の研究がある。ここで議論していることは、言語の中でも話しことばを社会的な相互作用としてみること、ことばが展開される状況や文脈の中で議論していくことを重視した言語哲学者のバフチンと心理学者のヴィゴツキーの研究とも関連している。バフチンについては本書の第5章でみていく。

　もう一つの言語研究として、英国の日常言語学派がまさにその名前の通り、日常生活の中で使われている言語機能とその意味を哲学的に考察している。その代表はオースティンであり、ウィトゲンシュタインである。彼らは言語を統語論や構文論といった形而上学的な文法規則としてみるのではなく、あくまでも現実の生活の中で使われている言語に注目しながら、主に話しことばを中心にして他者との関わりとして起きていること、そしてことばの本質としてあるものを論じている。

　本書で議論することは、失語症についてこれまで論じてきている神経科学や神経心理学の研究や、失語症のリハビリテーションの実践的研究では必ず

しも扱われることがないような、言語についてのいくぶん理論的な問題を扱っている。ここで論じていることが直ちに失語症の治療現場の問題解決とはつながらないかもしれない。だが、失語症は明らかに言語の本質に関わる問題であり、そもそも人間の精神活動、さらには人間存在として言語がどのような意味を持っているかを議論していくことは言語機能の回復を考えていくうえで大切なことだろう。

　なお、日本語では漢字表記の「言葉」とひらがな表記の「ことば」の2つがあり、明確な使い分けがあるわけではなく、時にはどちらかを統一して使用していることもある。本書ではこれら2つをおおよそ次のように区別して用いていくことにする。「ことば」は他者との間で交わされる具体的な対話の活動として用いる場合で、英語ではspeechに相当するものである。他方、「言葉」の方は抽象的な意味合いを持った言語表現の総体を意味するものとし、英語のwordに近いものである。ロシア語の場合には明確な区別がある。本書で取り上げているヴィゴツキーとバフチンの場合には、ロシア語のречъ（レーチ）を「ことば」、слово（スローヴォ）を「言葉」としてはっきりと区別している。レーチはことばの動的な働きに注目したものであり、スローヴォは言葉として静的な形で存在していることを表現しているということで、本書でもほぼこれらの表記の仕方に準じた用い方をしていく。

　以下、本書の章構成と各章の内容について簡単にみていこう。
　第1章の「フロイトとベルクソンの失語症論」では、若い頃のフロイトが神経学者として失語症に取り組んだ研究と、哲学者のベルクソンの失語症論をみていく。二人に共通しているのは、失語症の発生を脳の特定の部位の損傷によるとするブローカ、そしてウェルニッケの局在論ではなく、脳の各機能の連関の仕方の障害であるという機能論で説明していることである。彼らは言語を心的活動としてみて、言語装置を神経線維やその束というハードな側面でみていく神経学や脳科学からの説明ではなく、心理的活動による形成と、その逆の崩壊の過程としてみていこうとした。
　第2章の「ヤコブソンの言語論と失語症論―言語学からみた失語症―」は、言語学者のヤコブソンの失語症論で、特に彼が言語の発生順序とは逆の順序で言語の障害が生じるとしていることに注目する。そこには言語機能を層構造とその間の連関としてみていく発想があった。
　第3章の「ヴィゴツキーの言語論―言葉とその働きを考える―」では、

　ヴィゴツキーが思考活動と密接に関わっているものとして言語を論じていたこと、そして、言語の中でも社会的な活動を展開していくための話しことばの存在とその機能に注目していたことをとりあげる。彼は人間の発達を社会・文化的な枠組みの中でみていくことで正しく人間精神の本質を論じることができるとしたが、そこで大きな役割を果たしているのが文化的道具としての言語である。

　第4章の「ルリヤの心理学研究と失語症研究」では、心理学者ルリヤの言語研究と神経心理学者としての失語症研究をみていく。彼はヴィゴツキーと共に文化的発達の問題に取り組み、また言語発達についての独自の研究を行ったが、彼が失語症と神経心理学の研究を始めるきっかけになったのは、第二次世界大戦で銃弾を頭に受けて意味失語症になった人物との出会いであった。ここではルリヤの失語症論とその治療のために彼が研究したことをみていく。

　第5章の「バフチンの対話論―社会的活動としてのことば―」は言語哲学者バフチンの言語論であるが、彼の理論の中でも特に生活の中で他者との会話として使われる話しことばを中心にみていく。そこでは、社会の中のことばの現実的な単位として、声に注目し、その役割を詳しく論じている。バフチンはことばによって他者とつながる中で他者の視点を取り込んだ自己が形成されるとした。

　第6章の「日常場面での失語症者のコミュニケーション」では、失語症のコミュニケーションの実際に迫った米国の人類学者として、コミュニケーション分析で知られるグッドウィンの研究を主にとりあげる。その他、彼の研究を含めて欧米の失語症研究でコミュニケーションを論じているものをみていくが、日本でもその取り組みが始まろうとしている。

　第7章の「日常言語の世界とその言語活動」で扱うのは、言語を日常生活における活動という視点で論じた英国の日常言語学派のオースティンとウィトゲンシュタインの研究である。さらに、ここでは日常の言語活動を基礎にした失語症の言語訓練のあり方について論じた研究もみていく。

［文献］

Gardner, H (1977): The shattered mind: the person after brain damage. London, Routledge and Kegan Paul.

# 目　次

# 第 1 章

# フロイトとベルクソンの失語症論

　この章では、精神分析学の創始者であるフロイトが若い頃に神経学者として失語症を論じていたこと、そして、ほぼ同じ時期に哲学者のベルクソンが失語症について語っていたことをみていく。注目する文献は、フロイトが1891年に書いた「失語症の理解に向けて─批判的研究」であり、その少し後になってベルクソンが1896年に出版した『物質と記憶』の中の失語症論である。二人は、いずれも失語症について、その当時、主流であった脳の局在論を批判しながら脳の機能間の連関という視点で失語症を論じている。

## 1 失語症研究、多様な視点から論じる必要性

　脳の障害などによって自分でことばを話すことが不自由になり、日常生活にも支障が生じてしまった時、改めて私たちが生きていくうえで言語の役割の大きさを知ることになる。このような言語の障害は通常「失語症」という用語で総称されているが、その内容はさまざまでほんの2、3のことばしか残っていない全失語の状態から、相手が言っている内容は分かるが、それを上手くことばで言い返せない状態、言いたいことは頭の中にあるのにそれを正しいことばで伝えることができないといった事態、さらにはここまで言語の機能に大きな問題が生じていなくても、加齢によって名前が思い出せないといった現象まで、さまざまである。

　これらに対して、専門用語としてブローカ失語とかウェルニッケ失語、健盲失語あるいは失名詞失語などという病名が付けられている。そして、これらの多くは言語を司っている脳の左半球の損傷の責任病巣と対応づけられて

いる。だが、どのような言語の障害がどこの脳の部位に対応して発生しているかを議論する時でも、脳の複雑な機能連関としてそれらをみていくことは必要である。右半球の働きも言語理解には不可欠だという議論もその一例であろう。

このように、広い意味での失語症という現象は必ずしも脳科学や神経学、あるいは失語症の患者の改善に向けて実践的に関わっている人たちだけに限定されない広い問題を含んでいる。なぜならば、言語は人間存在の本質に関わることで、人間の認識や意識について言語抜きには考えられないからである。逆に言えば、言語の機能に障害を持ってしまった人たちやその症例から、人間の言語をその形成や発達の問題をも含めて考える糸口が与えられている。だから、言語についての基礎的な研究が失語症臨床の現場に理論的な貢献をしていくことは十分にあり得ることだろう。

失語症についてブローカたちが盛んに議論していた同じ時期に、フロイトが神経学者として失語症を論じていた。そしてほぼ同じ時期に哲学者のベルクソンも失語症の問題をとりあげていた。この章では、必ずしも失語症についての専門家ではないフロイトとベルクソンの二人があえて失語症について論じていたことを考えると、より広い視野から人間の脳の機能や言語や記憶といった精神機能の問題を考えるための重要性を示唆するものである。失語症は言語の基本的問題を内包している広い、大きな問題圏である。失語症を哲学的、言語学の視点から考えていくことが必要である。

## 2 フロイトの失語症論－脳局在論批判－

フロイト（Freud, S）が1891年、35歳の時に神経学者として書いたのが『失語症の理解に向けて－批判的研究』（別の邦訳タイトルは『失語症把握のために－批判的検討』あるいは『失語の解釈について－批判的研究』）である[脚注1]。この著書でフロイトが主張していることを一言で言えば、その当時主流であったブローカ失語、そしてウェルニッケ失語に代表される失語症の局在論を批判して、失語症を機能論の立場から論じたということである。特にフロイトが批判をしたのはウェルニッケやリヒトハイムが脳を裁断するような形で扱っ

---

脚注1　中村靖子・訳の『失語症の理解にむけて－批判的検討』と、金関猛・訳の『失語論』はフロイトのドイツ語原本からの邦訳であり、安田一郎による『フロイトの失語症論』はグリーンバーグによるドイツ語原本の英語訳を邦訳したものである。

てしまったことに対してである<sup>脚注2</sup>。

## (1) フロイトの『失語症の理解に向けて―批判的研究』

　この本は出版された当時から注目されることもなく、一部の研究者に読まれるだけで早々に廃刊となってしまった。日本の大学でも原本は稀少本としてわずかに1、2冊が所蔵されていただけであった。かなりの時間が経過した現在でもその事情はあまり変わらず、失語症を機能論として論じようとする人たちを除いてはとりあげられることは依然として少ないだろう。

　だが、失語症を脳の局在論として議論することの是非を考えた時、改めてフロイトの主張に耳を貸す必要がある。幸いにも現在、この本は邦訳としては3冊があり、詳しい解説もそれらに加えられていて、彼が失語症を脳における物質的な行程の問題としてだけ考えずに、言語活動という機能的な部分の障害、さらには心的な疾病としてみるというユニークな考え方をしていたことがわかる。

　フロイトは神経学者として、失語症を言語装置における機能の障害と捉え、脳の損傷を背景にして脳と言語機能の障害とを絶えず関連づけて論じていた。その意味ではフロイトは、言語、特に彼の言う「語」や発話とそれがもたらす「語音心像」という心的活動を中心にしながら言語活動とその障害を考えており、それらを単に心理学的な現象としてみるだけでなく、神経活動の過程とその機能という神経学の知識をその基礎に置いて議論していた。なお、本章ではフロイトの文章と使用された図は、中村靖子・訳のものをもとに新たに作図したものを用いる。

　フロイトの『失語症の理解にむけて―批判的検討』は全部で6章から成っており、邦訳の『フロイト全集・第1巻』にあるものでは全部で130ページ近い大きなものである。しかも、フロイトが言語装置の損傷としての失語症論を通して言語の機能論とでも言うべき独自の論を展開している後半の第5章、そして第6章の内容が、言語の持っている本質を考えるうえで示唆に富むものである。だが、そこに至るまでの前半の第4章まではウェルニッケーリヒトハイム失語症論についての神経学からの詳細な批判が展開されていて、神経学的専門知識とその当時の議論を理解しなければ容易には分からな

い。ここでは第4章までのフロイトが述べている部分はその要点を確認する
だけにして、第5章と第6章をいくぶん詳しくみていくことにする。

## （2）ウェルニッケ－リヒトハイム局在論への批判

　はじめに断っておかなければならないが、フロイトがウェルニッケの失語
症論を含め、その少し前に登場していたブローカ野の失語とその症状、種類
それ自体をすべて批判しているわけではない。彼がこれらの理論に疑問を呈
し、また批判をしているのは、大脳の局在論で失語症を説明している点であ
る。だから、今日でもブローカ野、ウェルニッケ野で言われている運動性失
語、感覚性失語という二大失語症状、さらには伝導性失語といった失語の特
徴や種類についての有効性を全面的に否定してしまってはいない。

　フロイトの失語症論をみていく前に、初歩的なことだが、失語症を巡る局
在論を確認しておこう。ブローカが1862年に脳の特定部位の病変で言語能
力が喪失することを見出し、その13年後にはウェルニッケが言語理解を
担っている中枢（「第一側頭回」）があるという失語症の局在論を出している。
ブローカ領野を含めてこれらをまとめる形で神経系における局在として定式
化された。そもそもブローカ領野についてはこれまでもはたしてブローカ失
語は存在するのかという議論があり、現実にはいくつかのものを集めたブ
ローカ症候群として理解されるべきだし、中枢の部位も相当広い部分が関係
しているというのが今日の定説である。ウェルニッケはいくぶん曖昧なブ
ローカの論をまとめる形で失語症に関わる中枢をまとめたということであ
る。つまり、ブローカの発話を司る領野の運動性言語中枢、ウェルニッケの
言語理解を司る感覚性言語中枢にそれぞれ対応する皮質性運動失語、皮質性
感覚失語、この2つの中枢を繋いでいる伝導路とそこが遮断されてしまうこ
とによる伝導失語の3つで、これを次の図で表している（図1.1）。

　ウェルニッケのこの模式図は、フロイトが第1章の冒頭で指摘しているよ
うに、ウェルニッケの神経系のさまざまな機能は解剖学的に規定しうる神経
系の部位に局限しているという考えを背景にしたものである（第1章、邦訳
p.4）。そして、ウェルニッケが皮質の中枢を想定するうえで前提にしたの
は、それぞれのブローカ中枢、ウェルニッケ中枢の細胞には発話運動の記憶
心像、つまり「発話運動表象」が運動中枢に内蔵され、言語音の記憶心像が
感覚中枢の細胞の中にしまい込まれているということである。そして、これ
らが破壊されると、発話運動心像、音心像が奪われ、それぞれ音声を発する
こと、言葉を理解することが不可能になりブローカ失語、ウェルニッケ失語

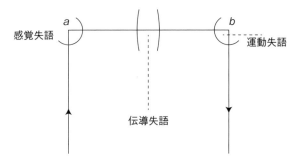

**図1.1**●ウェルニッケの図式（フロイト，1891より）

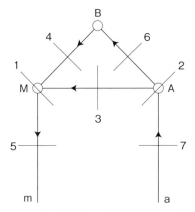

**図1.2**●ウェルニッケーリヒトハイム図式（フロイト，1891より）

を呈することになるというものである。このようにそれぞれの部位に記憶心
像が貯蔵されていることが失語を中枢に起因する根拠としたわけだが、実
は、このウェルニッケの説明は後でみるように、マイネルトの考えに基づい
ている。この記憶心像が細胞に貯蔵されていることを前提にしてよいのか、
ここからウェルニッケの失語症の局在論についての問題が生じてくるとフロ
イトは言う。

　ウェルニッケの局在論の発想をそのまま残す形でリヒトハイムは**図1.2**の
言語装置と失語の種類を整理している。これが今日でもしばしば引用されて
いる「ウェルニッケーリヒトハイム図式」である。

　この図からリヒトハイムが出した7つの失語症の型が分類、整理されてい
る。フロイトも最初の第1章では7つの失語症の型について説明をしてい
る。それを次の表にまとめておく（**表1.1**）。

<br>

表1.1●リヒトハイム・7つの失語の型

```
M　運動性言語中枢（ブローカ野）
　　1・皮質性運動失語　言語理解〇　自発的発話・復唱×
　　5・皮質下性運動失語　言語理解〇　自発的発話・復唱×　書字〇
　　4・超皮質性運動失語　言語理解〇　自発的発話×　復唱〇
A　聴覚性言語中枢（ウェルニッケ野）
　　2・皮質性感覚失語　言語理解×　復唱×　自発的発話〇（錯語）
　　7・皮質下性感覚失語　言語理解×　復唱×　自発的発話〇（錯語なし）
　　6・超皮質性感覚失語　言語理解×　復唱〇　自分の復唱内容の理解×
　　　　　　　　　　　　　自発的発話〇（錯語）
　　3・伝導失語　錯語あり
B　言語装置を作動させる皮質中の無数の箇所　「理解力」の役割
```

## （3）フロイトのウェルニッケ−リヒトハイムの局在論批判

　ウェルニッケの局在論について特にフロイトが問題にしているのは、図1.1あるいは図1.2にある伝導路の遮断（図1.2の中の3の部分）によって生じる伝導失語についてである。この伝導路が破壊されると特殊な形の言語障害が起きてしまうとウェルニッケは言う。この場合、ブローカ中枢とウェルニッケ中枢（図1.2ではそれぞれMとA）は破壊されず、感覚失語と運動失語は起きずに語の理解力と語の構音化は保持されているが、伝導路が破壊されてしまうと「錯語」、つまり語の取り違えや語の使用の混乱が起きてしまうはずだと考えた。このように伝導失語は感覚失語と運動失語が起きている中枢に起因する失語とは区別して第3の失語とされた。ウェルニッケは、基本的には中枢も、そしてこの伝導路も脳に局在する形で固定的に配置されていると考えた。フロイトはこのような局在論に一貫して反対の立場をとっており、特にフロイトがウェルニッケの局在論の中でも事実に反するとして批判するのは、この伝導失語である。

　ウェルニッケは、ウェルニッケ中枢からブローカ中枢への経路が遮断されると錯誤が生じるとした。それではこの伝導路が正常の場合に習得されるのは受け取った語音を再生するという発話行為であり、復唱することである。逆にこの経路が破壊されてしまうとウェルニッケが想定した伝導路の働きとその破壊によって生じることで考えられるのは、ウェルニッケ中枢で行う語の理解とブローカ中枢で行う自発的な発話は保持されているので、復唱の能力だけが損なわれてしまうという病態になるはずである。だが、フロイトはこのような語の理解と自発的な発話はできるのに復唱ができなくなるという症例はいまだ誰も見出していないと指摘する（第2章）。だから伝導失語はあ

り得ないし、錯誤も起こることはないとして、フロイトは伝導失語に対して疑義を出すことになる。そして、ウェルニッケが言う伝導失語の錯誤という言語障害が起きる部位をウェルニッケ自身は「島」の部分とし、彼の図式で想定している経路とは別のものを持ち出していることも加えて、論理的に一貫しない曖昧な説明を含んでいるとフロイトは批判する。そもそも「島」の領域の損傷は、運動失語を引き起こしているもので、ウェルニッケが言うような伝導失語の説明には無理があり、「島」の領域と言語野との結びつきを考えることには飛躍がある。

　あるいは「錯語」についても、ウェルニッケはあくまでもこれを伝導路の遮断で説明しているが、そのような特殊なものではなくて、健康な人間であっても疲れている時とか注意が散漫になった時、感情的に混乱が起きてしまうとこの種の単語の使用の混乱は起きる。このように、純粋に言語使用という機能的な症状の可能性もある。このあたりはフロイトの有名な『日常生活の精神病理』で言われているような、通常の人間に起きる「言い間違い」ともつながってくることである。

　ウェルニッケ感覚失語の場合は、語の理解力が失われていると同時に言語の表出面での障害を示すことが多いが、これとは違って自発的な発話ができるのに、語の理解力が失われるという、いわゆる語襲のケースも少なからずあることを考えると、彼らが考える中枢とその連結路だけでは説明ができなくなってしまう。

## （4）ウェルニッケ局在論の背景にあるマイネルト学説とフロイトの批判

　フロイトは第5章で、ウェルニッケの局在論は解剖学者のマイネルトの考えをもとにしているとして、ウェルニッケ－リヒトハイムの中枢局在論を批判しながら、マイネルトの大脳皮質中心説についても同じように批判をする。ウェルニッケの局在論の前提になっているのは、皮質の細胞に記憶心像が貯蔵されているということで、この考えはマイネルトによるものである。

　フロイトは、第1章のはじめの部分で、ウェルニッケがマイネルトの考えに言及しながら、感覚の興奮は大脳皮質に達すると大脳皮質に持続する印象を残し、この印象のそれぞれが一つひとつの細胞内に貯蔵されると考えていたと指摘している。具体的には、フロイトはマイネルトの考えを次のように述べている。「マイネルトの計算によれば6億の皮質体を備えている大脳皮質は、外界から伝達される無数の感覚印象が妨げられることなく順々に蓄えられてゆくだけの充分な保管場所を提供している。かくして興奮は伝導され

た後に大脳皮質内に残留するのだが、我々はこの残留物を、記憶心像と名づけようと思う」（邦訳p.6）。

　次に、フロイトがマイネルトを批判しているところをみていこう。マイネルトは、比較解剖学という観点から、ヒトの脳を他の哺乳類の脳と比べた時、明らかに大きいが、その神経細胞の根本的な特性は記憶能力であり、記憶心像を貯蔵することであると考えた。つまり「ヒトの脳の細胞の豊かさがそこに貯蔵された記憶心像の豊かさを保証し、ひいては表象生活の豊かさを保証することになる」（『失語症の理解にむけて−批判的検討』編注p.464）。このようにフロイトは、ウェルニッケ、そしてマイネルトが神経活動の結果としての生理学上の形成物と記憶心像といった心的なものとを混同して論じてしまったと批判する。神経細胞という生理学的な形成物の内部に表象という心的なものが貯蔵されているとする説明はきわめて飛躍しているということである。フロイトは生理学的なレベルだけで説明することに固執せずに、心的なものを心理学的なものとして記述して、生理学的ものと心理学的なものの2つを相関させながら論じていたが、その姿勢はマイネルトとははっきりと違っていた。

　ちなみに、マイネルトはウェルニッケが失語症の脳局在論を出した1870年代に活躍したオーストリアの比較解剖学者である。このように、マイネルトの中枢説はウェルニッケ−リヒトハイム失語論の理論的な支柱になっていた。

## （5）フロイトの言語論−「語表象」と「対象表象」の連結としての「語」−

　フロイトは第5章、そして第6章では、言語とその障害の問題を神経学的研究から離れて心理学的な言語装置の視点から議論していく。つまり、言語と脳の関係から離れて言語と主体の問題として議論をしているが、それは神経学的説明だけでは失語症を十分に議論できないという考えに基づいたものである。彼は、第5章で次のように指摘をしている。「神経線維というものはそもそも、それが辿る経路のすべての区間を通して、ただ生理学的な産物に過ぎず、生理学的な機能修正に従っているものであるのに、このような神経線維の末端を心的な領域に引き入れて、この末端に特定の表象なり記憶心像なりを割り当てるということが正当化されるものであろうか？」（邦訳p.68）。このように述べて、前のところで述べたことと同様にウェルニッケの説明には無理があると言う。そしてフロイトは、ウェルニッケ−リヒトハイムの失語症モデルとは違った独自の心的な言語装置を提案する。

　フロイトは、ウェルニッケーリヒトハイムがマイネルトの脳の解剖学を参考にして考えた大脳皮質の各領野と末梢部の各部が直線的に結びついたもの（「投射説」）ではなく、それぞれの領野から出される刺激は大まかに機能単位ごとに代理されたものとして表れるという「代理表象」の考えを出す。フロイトは表象、たとえばある感覚表象というのは、一つの特定の箇所に局在化しているわけでなく、感覚刺激が生じた時にはそれは皮質の大きな範囲に広がっていくという連合の作用で起きているとした。だから感覚を例にすると、その刺激が皮質に向かう過程で他の領域を横断して再構成され、変化していくことになる。

　そこで言語活動を担う皮質の言語領野は一続きの連続体として機能しており、その内部では、言語機能の礎となっている連合や翻訳の作用が複雑な形で生じていると考えなければならないと言う（邦訳pp.77-78）。

　このような考えから、フロイトは失語を連合の遮断によって起きるという新しい失語症の説明をしていく。つまり、「中枢」の破壊や損傷によって生じた失語は、フロイトに言わせると中枢と呼ばれる結節点に集まっている連合経路の損傷で起きていることになる（邦訳p.83）。そこで、フロイトは解剖学的側面ではなく、心理学的側面から言語装置の機能とその連関を考えていく。彼は言語機能の単位は「語」であるとしている。ここでフロイトが言う「語」というのは、話しことばのことであり、その機能は聴覚、視覚、そして筋運動感覚の各要素の結合によって実現されており、これらの複合による表象である。彼がこのような心的構成を考えた背景には、この構成に沿った形で会話の解体が起こるということがあり、聴覚、視覚、筋運動感覚の3つの要素のどれか1つでも欠落があると失語症が生じる可能性があるというものである。話しことばの表象を構成しているのは、「語音の心像」「視覚的な文字の心像」「発話運動の心像」、そして「文字の運動心像」である。ここで言う表象というのは、通常、私たちが使う心像（イメージ）に近いものだが、心像（イメージ）よりももっと広い意味で活動や対象を代理的に表現したものである。ここでは話しことばに限定しているので、それは記号の原初的なものと言ってもよいものである。そしてこれは、後には概念という形になっていく。

　ここでフロイトは、話しことばの形成と発達について次のような順序関係を述べている。

　1)「語音の心像」は発声に関係する神経支配から得られる感覚（「語の神経支配感」）と結びついて発語を実感し、話すことが可能になる。自分が出した

声は耳で聞くことになり、「発話運動の心像」を持つことになる。幼児の言語習得の最初の段階で起きていることで、自分で音を作り出すことで、この段階では他者と同じ音である必要はないし、それと似たことは、自分が勝手に作り出した語を話す運動失語症にみられる。

　2）他人の話していることばと同じものを声に出し、できるだけ似たものになるようにするために復唱をする。その時、語の一つひとつをうまくつなげて発声していくためには次の語を出すことを押さえていくという調整のための語の神経支配（興奮伝導）が必要になる。この第2段階の語音の心像と発話運動の心像がうまくいかないと錯語が生じてしまう。

　3）話しことばの語音心像と文字を書くこと、文字を読むことに関わる心像とは一体になっている。文字を綴る時、一つひとつの文字を発音する時にも、語音心像と語音の運動心像をそのつど結びつけることによって文字を見ながら声に出して読むことが可能になる。文字を書く時にも同じように語音の心像と語音の運動心像とは連動して行われる。このことを簡略した図（図1.3）の中の左の部分で表している。

　フロイトは、図1.3で示すように、語音を複数の心像から構成されている複合的な表象としている。もう少し詳しく述べると、語音は視覚的、聴覚的、筋運動感覚的なものが関連し合っている複雑な連合によって生じている。そして、語音が意味を獲得していくのは、対象表象と結びつくことによってである。そのことを図1.3では表している。

　対象表象は視覚的、聴覚的、触覚などの筋運動感覚的なもの、そして外に

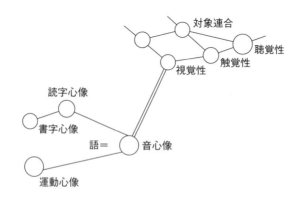

図1.3　語音表象と対象表象の関連（フロイト，1891より）

あるさまざまな事物についての表象から成っている複合である。語音表象は
対象表象を構成しているすべての構成要素と結びついているわけではなく
て、語音心像を経由して結びついている（図1.3中の二重線）。そして、フロイ
ト自身は述べていないが、多分にこの二重線の部分では対象表象と語音表象
が連合することで概念や観念的な把握が起きると考えられる。

　フロイトは、言語の形成とその発達の問題を「語音」という話しことばを
中心にして論じている。語音心像と対象表象との関連で言えば、対象には実
にさまざまな側面があるが、名詞は後から獲得される抽象度の高いものであ
り、私たちの「もの忘れ」や健忘失語が頻繁に起こるのは名詞であり、人の
名前である。

　実は、フロイトは言語の形成と崩壊の問題を局在論に強く対立していた英
国の神経学者のヒューリングス・ジャクソン（Hughlings Jackson, J）の考
えを基にしながら論じていた。前の段階で形成されたものは消えないで残
り、後になって学習したものは消えやすいという、ジャクソンの言う「退行
説」であるが、たとえば名詞は早く忘れやすく、動詞や形容詞は忘れにくく
残るというように、発達として先に獲得したものは残るということであり、
母語はいつまでも残り、後になって学習した外国語は忘れてしまうことが多
いということである。

　ここまでみてきて分かることは、フロイトは失語症の問題を脳の局在論で
はなく、言語装置として想定した要素同士の機能的な連関として論じてい
た。機能論であるからそこでは複雑な過程の中で形成と崩壊が起きており、
単一の病巣における破壊や障害で起きるものとは考えなかった。そして、こ
うした機能論の立場から、言語の崩壊は言語の形成とは逆の時間順序で起き
ていると説明した。いわば言語の「機能的層理論」である。

　あえてこの章で難解なフロイトの失語症論をとりあげたのは、言語の装置
とその働きを機能論からみていくということ、それは言語活動を心的活動と
してみるということで、言語装置を神経線維やその束というハードな側面で
みていくような神経学や脳科学からの説明とは違った心理的活動による形成
とその逆の過程の崩壊としてみていこうという視点を強調したかったからで
ある。ここには言語に障害を持った人の問題を脳や神経機構ではなく、言語
機能の問題として論じていこうという姿勢がある。このフロイトの言語に向
ける姿勢は、この後に続くベルクソン、そして次の第2章のヤコブソンの言
語研究、さらには第3章のヴィゴツキーの言語発達を中心にした心理学理
論、第4章のルリヤの言語論と言語治療論で共通に採用されている心的なも

のを機能的連関としてみる発想でもある。

　フロイトは、実は失語症の問題を神経学者という立場から論じた後、言語の問題を含めた心的世界の出来事を神経科学や脳研究では明らかにしていくことはできないとして、ヒステリー患者の無意識の世界を患者の言語的解釈から解くこと、日常生活の中で人間がみせる「言い間違い」などに表れる言葉が持っているシニフィアン（能記）という記号の発生の問題へと進んでいった。いわば心的世界の出来事を解くというフロイト精神分析学の始まりには、このように失語症を機能論としてみていくという視点があった。記号の形成とその障害という失語症の問題と精神分析学、わけてもシニフィアンの病としての議論は彼の失語症論の延長上にあったということである。

### **3** ベルクソンの失語症論―『物質と記憶』・第2章における議論―

　ベルクソン（Bergson, H）は『物質と記憶』(1896) の第2章「イマージュの再認について」で失語症の問題をとりあげている。ベルクソンは哲学者だが、彼は当時の神経学や大脳生理学を詳しく検討しており、人間精神の問題を形而上学的な枠組みだけでなく、自然科学の知見を基礎にした議論をしていた。ベルクソンの哲学研究の姿勢を表す言葉に「実証的形而上学」があるのはそのような背景からである。彼がこのような姿勢をとったのは、自然科学と同じように哲学を科学的な形而上学として確立しようとするためであり、哲学は抽象的な概念を使って説明するあまりその説明が拡張してしまい、概念の正確さ、具体性が欠けてしまっているという考えがあった。彼は、哲学者も自然科学者と同じように実証科学的な精神で研究しなければならないと考えた。もちろん、人間精神の問題を神経学や大脳生理学という脳の問題に還元してしまうのではなく、それとは一線を画した方法を求めていた。このような姿勢で人間の精神を論じようとした時、その具体的な研究の対象が失語症だった。

### (1) ベルクソンの『物質と記憶』と失語症

　ベルクソンが『物質と記憶』を書いたのが1896年で、フロイトが失語症論を書いたのが1891年であるから、およそ5年の間隔があるとはいえ2つの本はほぼ同時期に書かれた。この時期は盛んに失語症の研究も行われていて、研究も多数あった。ベルクソンの失語症論もこういった研究を背景に出されている。実際、ベルクソンが『物質と記憶』の第2章の失語症を論じて

いるところでは、リヒトハイム、クスマイル、バスティアン、ヴィスマン、ウェルニッケといった当時の失語症についての理論をとりあげている。もちろん、フロイトの失語症研究についてもふれており、先行研究としてフロイトを読んでいた。

　ここであらかじめ、ベルクソンが失語症でどのような立場をとっていたかを結論として述べておくと、彼もフロイトと同様に脳の局在論ではなく、全体論の考えで、脳の中で展開される各機能部位の間の相互的な関わりで人間の言語活動は展開されているという意味で反・局在論である。この考えはフロイトが失語症で提示したものと共通しているが、ベルクソンの説明の仕方はフロイトといくぶん違っており、彼は「言語記憶」という記憶イマージュに焦点を当てている。

　なお、ベルクソンの『物質と記憶』の邦訳には多数ある。訳書としては広く読まれた田島節夫・訳（1965）のものや、比較的新しいものでは合田正人・松本力・訳（2007）、竹内信夫・訳（2011）、熊野純彦・訳（2015）、そして最新のものでは杉山直樹（2019）による新訳がある。近年、わが国でもベルクソンの『物質と記憶』を新しい視点で読み直す研究が始まっており、その成果はベルクソン『物質と記憶』研究三部作、すなわち『ベルクソン「物質と記憶」を解剖する』(2016)、『ベルクソン「物質と記憶」を診断する』(2017)、『ベルクソン「物質と記憶」を再起動する』(2018) としてまとめられている。特に、『ベルクソン「物質と記憶」を診断する』に収められている兼本の論文の「ベルクソンの第一の記憶を理解する試み－フロイトの記憶論と知覚失認（精神盲）の自験例を導きの糸として－」は、フロイトの失語症研究とベルクソンの『物質と記憶』では、二人は共に中枢概念を解体し、言語活動を諸機能間の連合としてみるという脳の反・局在論であると指摘している。これは短い論文だが、それによると、フロイトとベルクソンの二人はウェルニッケが失語症の脳局在論の根拠としてマイネルト解剖学を使っていたことを批判していたことをとりあげ、失語症論を問題にすることは、どこまで脳は心の問題を説明し得るのかという大きな問題圏の中に位置づけられるものだと指摘している。

　なお、ここで使用するベルクソンの『物質と記憶』の訳文は、訳文の読みやすさ、訳者の詳しい注解があることで杉山・訳のものを使用する。

## (2) ベルクソンの失語症論における位置づけとイマージュ概念

　ベルクソンは、感覚性失語や運動性失語をウェルニッケ領野、そしてブ

ローカ領野という脳の局在における単なる記憶の欠損ではなく、そもそも言語活動は複数の領野における連関という機能的な活動であると言う。前のフロイトのところでもふれたように、ウェルニッケとリヒトハイムの考えは、ブローカ中枢には発話運動の記憶心像、つまり「発話運動表象」が運動中枢に内蔵されており、ウェルニッケ中枢の感覚中枢の細胞の中には言語音の記憶心像がしまい込まれているという脳局在論であった。言語に関わる記憶表象は脳の部位に局在できる、つまり心を脳に還元する形で説明できるとするものだった。

　この考えに対して、ベルクソンは彼の独自の概念であるイマージュの考えを使って、記憶表象はけっして固定的な形で脳の局所部分に貯蔵されてはいないと主張した。彼のイマージュ論で言えば、言語活動を支えている記憶表象とは、記憶イマージュという形で自己の認識系との接点となっている外部の対象や出来事である知覚対象（純粋知覚）とそれを表象した知覚イマージュと接続し、関連し合いながら絶えず流動的に出現し、改変されているものであると考えられる。このようにベルクソンが『物質と記憶』で言うところの物質＝知覚対象から生まれる知覚イマージュと、それと絶えず関わりながら記憶を立ち上げている記憶イマージュ、その安定した形である純粋記憶とは、互いに関わり合いながら連続的な認識活動として展開されている。このように、人間の内的世界はいつも外部世界と連続する相互連関の中で生成されていると言う。記憶や記憶イマージュはけっして脳の中に固定的に存在せずに、心の中で言語活動は外部と関わり合いながら展開しているということである。

　この彼の記憶イマージュの考えは、フロイトの失語症論では問題にされることがなかった言語記憶とその生成として論じられているところがベルクソン独自の説明である。このような彼の問題意識は、『物質と記憶』の初版から16年後に出された第7版（1911）でも変わることがなかった。彼の発言である。「一般的な言い方をすれば、心的状態は、ほとんどの場合、脳の状態をはるかにはみ出ているというのがわれわれの見解だ。脳の状態は、心的状態のごくわずかな部分、位置移動の運動に翻訳できる部分しか描いていない、ということである」（邦訳p.15）。心的状態とその様相、ここで問題にしている人間の言語世界とその損傷によって生じていることを明らかにできるのは、言語的記憶とその生成に関わる記憶イマージュの活動を通してだということである。このイマージュはまさに物質という外的世界と精神の内的世界とが交叉する接点であり、人間が生き、外の世界の出来事を言語活動として理解、

把握していく中で記憶イマージュを生成し、そしてこの記憶イマージュが言語活動を支えている。そうすると、言語の障害、失語症の問題は記憶イマージュをいかに現実の言語活動と関わらせているか、その障害の問題ということでもある。このことを明らかにできるのは脳研究でも神経学でもない。

　もう少し、ベルクソンのイマージュの考えを確認しておきたい。ベルクソンは、人間精神を唯物論でも、また唯心論的な観念論でも説明することができないとしてきた。そこで彼は、『物質と記憶』では、外的対象の知覚対象でも心的世界としての表象のどちらでもない中間的な存在として「イマージュ」という言葉を用いた。だから「イマージュ」は観念論で言う表象ではなく、また実在論の事物そのものでもなく、事物と表象の中間に位置づけられるものである。彼の「イマージュ」と、心理学で使われる心的表象としての「イメージ」とは、名称こそ同じだがその意味内容は異なっている。

　ベルクソンはこの「イマージュ」の成立を支えているものとして「直観」の働きを位置づける。これは連合主義のように経験を寄せ集めることで何かが分かってくるといった機械的なものではなく、主体が本質的なものを一気に捉え、了解していくことで得られるものである。

　ベルクソンは、心理的事象は時間の中で持続する形で起きており、これに対して、物理的事象は空間の中に分割されているとする。だから物理的事象には時間的な延長や持続はないとした。心理的事象は時間的な持続を持っているということで、物理的事象のように一つひとつが関連を持つことなく単体で空間の中に置かれているものとは明確に異なっている。ベルクソンは、「直観」の概念によって「持続」という人間の根源的な活動としての意味を捉えることが可能になると考えた。この「持続」は、ベルクソン哲学の中心にあるものだった。

　時にベルクソンの哲学は唯心論だと言われたりするが、それは間違いである。現実的知覚は記憶や表象という内的な潜在的活動のために必要な情報を提供している。その意味では外的対象と無縁な形で人間の精神を論じないという意味でこれは唯心論の立場ではない。それでは、彼は唯物論者かというとそうでもない。ベルクソンは人間精神を物質の現象と同じ脳という一種の道具で説明するとか、脳の物質的活動を分子レベルの集合体で説明するような絶対的な唯物論とは一線を画していた。

## (3) 失語症：記憶イマージュと言語活動とその障害について

　失語という言葉で私たちがイメージとして持つのは、言葉を司る脳の特定

の局在における記憶が損傷し、言葉の機能を失ってしまっている状態ということである。だが、彼はそうではなくて、言葉を形にするその適切な方法を失っていることによるとした。語を操る機能の障害が失語症だと結論したのである。このことを彼はいくつかの具体例を使いながら説明をしている。

　ベルクソンは『物質と記憶』の第2章で、失語症を言語の再認活動が制限されている状態として論じている。彼の言う「再認」という言葉も単なる記憶の再認という意味ではなく、イマージュを現実の場面（知覚）に送り出していくという積極的な認識活動のことであり、それは言語活動として展開され、この言語とその意味作用は記憶、つまり潜在的な形で認識の領域の中に持続する形で留められることになる。そして、逆にこの記憶イマージュから対象を意味化するための言語活動に障害があるのが失語症である。

　これまでみてきたように、ベルクソンが失語症の症例で特に注目したのは記憶イマージュの働きであった。彼が記憶イマージュの機能をどのように考えたかというと、現在の状況に対する神経系の正確な適応や目の前の知覚をうまく調整することに与っているものだとした（邦訳pp.117-118）。たとえば、オッペンハイムが出した症例（「失語症患者における音楽的表現行動について」）に、自発的にことばを一言も発することができない患者が、歌う時には歌詞を誤りなく思い出せるというのがある。あるいは、祈祷文や一続きの数字、曜日名や月名のつながりをすらすらと唱えることができる失語症患者がいる。ここから記憶イマージュの存在とその機能が働いていることが分かる。ただ、これらが固定的に特定の局在箇所に貯蔵されているかというとそうではなく、文字列を憶えるために文字を見ている間、一定の音節を繰り返して発話するように求めると視覚像は完全に得たという感覚を持ちながらも文字列をほとんど再生することができなかったという実験結果が示すように、イマージュは変動するということでもある。何か別の活動をしようと意志的なものが生まれると、元にあった自発的記憶が壊れてしまう。これは「難読症」と呼ばれるもので、患者は文字列の最初のことばを正しく読むことができるが、それをはっきりと分節化しようとして意志的なものが働くと読み続けることができなくなってしまった。記憶イマージュは絶えず他のものとの関わりの中で変動するということである。

　もう一つ、記憶イマージュは目の前にある文を読むという知覚活動とは連続的な過程の中で働いていることがある。ベルクソンはグラスハイの「失語症とその知覚の関係」の論文を引き合いに出して、グラスハイは文字を一文字ずつ読むものだとしたが、そうではなくて、読字というのは文字を塊とし

て見、記憶イマージュを引き出し、当てはめていく推察作業だと言う。いわば精神へと差し向けられる知覚イマージュと心的世界の空間に投げられる記憶イマージュは、お互いの後を追いかけ合っている（邦訳p.149）。

　それでは、記憶イマージュは話しことばを聞いたり、それを復唱する時に型枠に納まっているものを引き出し、当てはめているだけなのだろうか。そうではない、とベルクソンは言う。このように相手が話している内容も復唱もできない場合や言語聾の患者では、自分のことばに対しても未知の言語を話しているものと感じてしまうことがある。特に、ことばを切り分けて聞けないことが多いと言われたりするが、それを単語に関する聴覚的記憶を司る皮質の破壊によるものであると説明したりすることがある。だが、実際はことばを聞いて理解するために耳に入ってくる音の印象に合わせて、自分の発声筋の身体運動の調整とその随伴的反応を獲得していく必要がある。言語聾でなくても、私たちが母国語とはかなり異なった言語、たとえばロシア語やアラビア語などを学習していく時に、どこでことばを区切りながら聞くことができるのかが言葉の意味を理解する時に大切であることを実感するが、実際に声で出すことによる身体運動イマージュと言語理解に関わる記憶イマージュとは相互に連動し合っているということである。これらを言葉の聴覚的中枢と発話の分節中枢とを繋げるといった脳の中枢機能として議論をすることもあるが、それは脳における中枢の話ではない。

## (4) ベルクソンの大脳皮質の中枢概念への疑い

　ベルクソンによれば、これまでの失語症研究の歴史の中では、いつも言語に関わる情報が貯蔵されている中枢があり、こうした中枢が経路を作って言語中枢を存在させているという発想が強くあったと言う。感覚や運動の場合は局在化という発想である程度の議論は進んでいったが、言語に関わるものは多分に観念の問題も含んでおり、機能的な中枢の場所を定めることはできなかったということである（邦訳p.179）。感覚失語症もさまざまなものがあって、中枢としていくつかのものを考えなければならなくなった。たとえば、前のところでみたウェルニッケーリヒトハイムの図式（図1.2）でもBの「概念中枢」という「言語装置を作動させる皮質中の無数の箇所」を想定しなければならなかった。ベルクソンの表現を使うならば、ここには観念やイマージュないし記憶像を表象しつつ、理解し、意志する中枢、Aの感覚中枢から入力された言葉について、その意味を了解し、次のM運動中枢に向けて優位な発話と書字の命令を下すといった複数の機能の中枢を考えてしまって

いる（邦訳p.192）。そうなると、実際はB1、B2、B3…というように多数の概念中枢を想定することになってしまう。実際、中枢の中に視覚的表象の中枢、触覚的表象の中枢、聴覚的表象の中枢といったものをどんどん増やしていったのである（邦訳p.179）。だがベルクソンは、これらを皮質の中枢に置く必要はないし、そもそもこれらを中枢として考えることをしなかった。

　皮質中枢に特化させて言語活動とその障害を説明することには無理が出てきてしまい、結局はフロイトが失語症論でとった局在論を否定し、心的世界の無数の表象間の連合として言語に関わる活動はあるという考えになってしまったのと同じように、ベルクソンも局在論を否定している。特定の部位だけですべての処理を行うようなもの、それを担うような情報貯蔵庫である記憶表象を想定することなどできないとベルクソンは言う。彼は感覚器官を例にしながら次のように述べている。「感覚器官というものは、まさに複数の同時的刺激が器官の表面のそれぞれ選ばれた部分へとすべて一挙に配分されながら、ある一定の仕方で、そしてある一定の秩序において印象を与えることができるように作られている。したがって、それは一個の巨大な鍵盤なのであって、この鍵盤上で外的対象は無数の音でできた自分の和音を一挙に鳴らし、感覚中枢が関係するすべての点に対応するところの膨大な要素的諸感覚を、ある一定の秩序において一度に引き起こすのだ。…しかし、無数の弦を同時に叩いて、それだけたくさんの単音を同じ和音にまとめてくれる鍵盤は、どこにあるのか。われわれの考えでは、『イマージュ部位』というものが存在するのなら、それはこの種の鍵盤であるほかない」（邦訳pp.188-189）。もちろん、彼の言う「イマージュ部位（中枢）」は情報の固定的な保管庫などではなく、さまざまな情報が行き交い、連合しているところである。

　これまでみてきたように、フロイトもベルクソンも同じように局在論を否定する立場をとっているが、失語症研究の歴史の中では彼らのような考えに影響を与えていたものにクスマウルの研究があった。これが1877年の『言語障害』にあるもので、フロイトやベルクソンよりもかなり前に出版されたものである。クスマウル（Kussmaul, A）はドイツの神経学者で、彼の人間の衝動についての考えが、フロイト精神分析の先取りになっているとされているものである。ちなみに、彼は次のような図で心的世界における言語活動の相互連関を説明している（図1.4）。

　クスマウルの図を説明しておこう。中央の大きな円Jは観念中枢あるいは概念中枢、その下の円BとB'は語音心像の感覚中枢で、Bは聴覚性の中枢、B'は視覚性の中枢。一番下の円CとC'は発話の運動中枢、C'は書字の運動

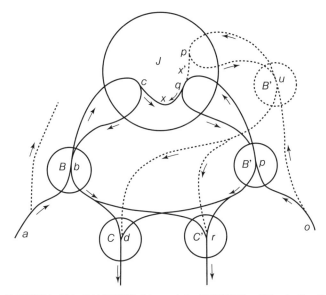

**図1.4●**言語活動に関わる神経経路（クスマウル『言語障害』，グリーンバーグ，1997，p.257より）

中枢。*Abcbd*のループは話しことばのための聴覚性の運動路の集まりで、*opqpr*は書きことばのための視覚性の運動路である。点線は他の経路が感覚器官の神経から他の心像の中枢を経て、観念中枢に通じていることを示している。この図では、ウェルニッケーリヒトハイム図式のような言語に関わる記憶表象が脳に局在的にあるのではなく、言語についての表象領野全体の中で神経経路が連関し合っていることを表している。

　これと関連してクスマウルは次のようにも述べている。「言葉には…皮質上で巨大な連合領野が割り当てられている。というのは、言葉は表象領野全体と連絡していなければならず、この表象領野は皮質領野全体に張り巡らされているからである。…一つの神経細胞が一つの表象にのみ用いられ、別の表象には用いられないと考えてはならない。…機能上の連絡が広い領野にわたって伸びており、その連絡の興奮が、さまざまな性質の表象へと組み替えられるのだと考えてよかろう。というのも、どんなに単純な抽象でさえも、無数の感覚的な直観や動きや判断と連絡しているからである。さらには、同じ一つの神経細胞が非常にさまざまな連絡をもって、さまざまな表象が形成される際に共に使用しているということは、大いに確かなのである。皮質上

の経路が無限に絡み合っているために、この器官が損傷を受けた場合には、まさに皮質において、代理の法則に、無際限とは言わないまでも、拡張した機能が与えられるのである」(『言語の諸障害』、1877年)。以上は邦訳のフロイト『失語症の理解にむけて―批判的検討』の編注 (pp.495-496) からである。ここでクスマウルの言う「代理の法則」というのは、損傷によって機能不全となった要素に代わって他の要素がその機能を引き受けるという意味での代理が起きるということで、神経線維は要素をさまざまな形で結びつけ、別の目的にかなうように機能的に組み換えを行い、代理として働いている。このクスマウルの考えがフロイト、そしてベルクソンの反局在論の考えの基礎にあって、彼らの独自の失語症論の展開へとつながっていった。

## (5) ベルクソンの失語症論の背後にあったこと

　最後に、ベルクソンについて一つの逸話を述べておきたい。ベルクソンには一人娘があり、同居しながら暮らしていた。ジャンヌという名前の女性で、彼女は聾唖者であった。ベルクソンは彼女とは手話で会話をしていた。ベルクソンが障害を抱えたこの娘との間で独特の方法で意思疎通をしていたことと彼の『物質と記憶』の内容とは直接関係がないことかもしれない。と言うのは、娘が生まれる前にすでに『物質と記憶』を書き始めていたからである。だが、ベルクソンの自宅に二度訪れ、交流を持っていた九鬼周造を前にして、ベルクソンは失語症の研究についていろいろと話し出したという。九鬼は聾唖の娘を持つベルクソンが言語の病気である失語症の話しをするのを一種異様な感じで聞き入ったと彼の『九鬼周造随筆集』の中で述べている。言語だけでは説明できない経験の世界、そして彼の独自の認識活動であるイマージュの議論がどこかでつながっているのだろう。

[文献]
ベルクソン，H (1896) 物質と記憶. 田島節夫・訳，1965，白水社／合田正人・松本力・訳，2007，筑摩書房（ちくま学芸文庫）／竹内信夫・訳，2011，白水社／熊野純彦・訳，2015，岩波書店（岩波文庫）／杉山直樹・訳，2019，講談社（講談社学術文庫）.
ベルクソン，H(1911) 物質と記憶. 第7版の序. 杉山直樹・訳，2019，講談社（講談社学術文庫），pp9-20.
フロイト，S (1891) 失語症の理解にむけて―批判的検討. 中村靖子・訳，2009，フロイト全集1 岩波書店／失語論. 金関猛・訳，1999，平凡社／失語症の解釈について. グリーンバーグ，VD，1891，安田一郎・訳，2003，フロイトの失語症論，青土社，pp326-433.
平井靖史・藤田尚志・安孫子信・編 (2016) ベルクソン『物質と記憶』を解剖する. 書肆心水.
平井靖史・藤田尚志・安孫子信・編 (2017) ベルクソン『物質と記憶』を診断する. 書肆心水.
平井靖史・藤田尚志・安孫子信・編 (2018) ベルクソン『物質と記憶』を再起動する. 書肆心水.

兼本浩祐（2017）ベルクソンの第一の記憶を理解する試み－フロイトの記憶論と知覚失認（精神盲）の自験例を導きの糸として－．平井靖史・藤田尚志・安孫子信・編（2017）ベルクソン『物質と記憶』を診断する．書肆心水，pp284-295.
九鬼周造（1991）九鬼周造随筆集．岩波書店（岩波文庫）.

# 第 2 章

# ヤコブソンの言語論と失語症論
## ―言語学からみた失語症―

　この章では、言語学研究から独自の失語症を論じたヤコブソンの研究をみていこう。ヤコブソンは音韻論の研究として言語学の分野では大きな足跡を残したが、フロイト、そしてベルクソンとは違った視点から失語症を論じている。つまり、フロイトとベルクソンは失語症に関わる神経学的研究の流れの中で提出されてきた大脳皮質の局在論を批判しながら、心的活動とその障害の問題として失語症を論じていた。フロイトとベルクソンの場合は人間精神に果たしている言語活動の役割と言語の損傷の問題について間接的に論じてはいたが、言語の本質から失語の問題を扱うことはなかった。これに対してヤコブソンの場合は、言語学の立場から失語症を論じ、言語学の研究成果を失語症の症状の解釈や損傷の分類に利用していくと同時に、逆に失語症の問題を通して言語学研究の進展に結びつけていった。彼は失語症と言語学の2つを同時に問題にしたということである。

　ヤコブソン（Jakobson, RO）の表記について、邦訳書によってはヤーコブソンと表記されているものもあるが、ここではヤコブソンとする。

## 1 ヤコブソンの失語症への取り組み

　ヤコブソンが失語症について論じたものは複数あり、これらから彼の失語症の問題に対する基本姿勢をみることができる。たとえば、ヤコブソンの失語症についての論文を集めたもので、服部四郎が監訳した『失語症と言語学』(1976) にある「幼児言語、失語症及び一般音法則」(1941)、「失語症の言語学的分類について」(1963)、「失語症における言語学的タイプ」(1966) で

は、言語学者が失語症研究に参加することは言語学にとっても、そして失語症研究にとってもそれぞれ重要な役割があると指摘している。その他、失語症者の言語の崩壊の問題を幼児の言語の発生から論じた「言語の二つの面と失語症の二つのタイプ」(1956) は、失語症を言語の発生からみたヤコブソンならではの言語学者からの失語症論になっている。これらは今までの失語症に対する神経学研究とそれに依拠した失語症の治療論では議論されることがなかった問題に取り組んだものである。このように、ヤコブソンは失語症についての論文を多数書いており、失語症の問題に積極的に関わっている。ヤコブソンの言語学研究の中でも失語症の問題と深く関わりがある音韻論の研究をはじめにみていこう。

## 2 ヤコブソンの音韻論研究

ヤコブソンはモスクワ大学の学生時代に、ロシアにおける文学研究の一大潮流となったロシア・フォルマリズムの中心であったモスクワ言語学サークルを牽引していた。ヤコブソンはロシア・フォルマリズムの潮流の中で文学研究を行いながらも、言語学者として自らの研究のテーマである言語の基本的な機能としての「音韻」の問題に本格的に取り組むことになる。そこで彼は、チェコのプラハでマテジウスが中心になって創設されたプラハ（あるいはプラーグ）言語学サークルに参加し、そこでいわゆるヤコブソン音韻論を確立していく。プラハ言語学サークルは音韻論学派とも言われるほど音韻論研究が中心であった。音韻論を簡単に説明すると、音声の違いは意味の違いをもたらし、この意味の区分を決定するのは音韻的な対立である。たとえば、イヌとイスのヌとスの音韻の違いはまったく異なった意味をもたらしている。実はこれは言語の本質として言語学者のソシュールが言語の示差的特徴として指摘したもので、言語はこのような恣意的な言語体系によって構成されているという考えで、ラングという一つの言語文化圏で共有されている言語体系に注目したものである。このようなソシュールの言語の恣意性に関する研究に影響を受けながら、プラハ言語学サークルは言語的意味の最小単位である音韻について議論している。

ヤコブソンによれば、音韻論 (phonology) とは言語音 (speech sounds) を扱う言語学の一部であり、言語音が言語の意味に果たしている機能に注目するものである。それに対して音声学 (phonetics) の場合は、言語音を純粋に生理的・物理的・音響的な観点から研究するということで（ヤコブソン『音

素と音韻論』1962、邦訳p.7）、言語の意味について研究の対象にしていない。そこには言語の意味を扱うのかどうかという違いがある。

　ヤコブソンの音韻論の研究は、特に音素についての独創的な考えが提起されていることで知られている。彼はロシア語とチェコ語の音素の違いなどを分析して、単語のアクセント、音の高さ、音節の長さが意味を定めていく要素になっていることを明らかにしている。たとえば、チェコ語では最初の母音にいつもアクセントが置かれ、それが単語の区別をしている。ロシア語の場合は、アクセントが置かれた音節は長くなるという特徴があり、これらが言葉のリズムを決める働きをして、それが言葉の意味に作用している。ちなみに、ロシア語の辞書には単語にアクセント記号が付されている。

　ヤコブソンの音韻論研究として最も知られているのは、言語音の弁別素性についての研究である。プラハ学派では、言語音は物理音と違って一つの単語には違った意味が振り当てられており、ある語を他の語とを区別する（＝弁別する）機能を持っているという考えであった。先ほど例としてあげた「イス」と「イヌ」は、物理音としてはスとヌの違いだけであるが、2つの言語音はまったく違った意味を表している。ヤコブソンは、この意味の最小単位である言語音を特徴づける音素とそれらを区別する示差的特徴である弁別素性の体系的規則を明らかにした。母音の三角形と子音の三角形と言われるものがその一つである（図2.1）。

　原初的母音、そして原初的子音はそれぞれ鈍い音（u, p）と鋭い音（i, t）に分かれ、もう一つは密な音（a, k）と疎な音（u, i, p, t）に分かれるように、横軸（鈍−鋭）と縦軸（密−疎）の2つの軸で区分される。この2種類の二項対立を軸にして音素を区別できるとして、さらに細かく12対の弁別特性を出している。たとえば、母音的（vocalic）／非母音的（non-vocalic）、子音的（consonantal）／非子音的（non-consonantal）、鼻音化（nasalized）／非鼻音化（non- nasalized）、集約的（compact）／拡散的（diffuse）、有声（voice）／

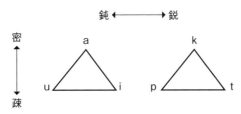

**図2.1●母音の三角形と子音の三角形**（ヤコブソン＆ウオー，1979，p114より）

無声（voiceless）、低音調（grave）／高音調（acute）、などである（ヤコブソン，1973『一般言語学』より）。ヤコブソンはこれら弁別素性の組み合わせ（＝束）である音素によって語が構成されており、これらが言語活動の最小単位になっていると考えた。このように、彼は音素こそが記号の意味の最小単位であって、音素を音韻論の基本概念とした。彼は、音韻論を言語研究に位置づけようとした。

　改めてヤコブソンが音素をどのように定義しているかを確認すると、音素はある語と他の語とを区別していく（たとえば、イヌとイス）言語活動の要素であって、つまるところ、音素とは言語活動の弁別的要素になっている。だから、音素は語の意味を区別（弁別）していく最小単位（要素）ということになる。

　ヤコブソンは、発話の基本的な機能として、選択、つまり異同の判断として言葉で示していること、つまりラングとして同じことを言っているのか、あるいは違うことを言っているのかが言語の最も基本的な活動になっていると言う。

　このことに関わって、ヤコブソンは発話には選択（selection）と結合（combination）の2つの面があることを「言語の二つの面と失語症の二つのタイプ」（1956、『一般言語学』所収）で指摘している。語彙のレベルでは、同じことを意味する言葉であるか否かを選択し、類似の意味のものを結びつけてつなげている（結合）。実はこの選択と結合の2つの軸は、類似性と近接性という隠喩（メタファー）と換喩（メトミニー）の2つの置き換えの表現とつながっている（隠喩と換喩については後で述べることにする）。ここで行っている選択と結合の2つは同じか違うか、あるいは似たものであるかどうかという判断が人間の最も原初的な認識活動の形態で、それは幼児が言語を使用し始める前の言語以前の知覚レベルでも行っている。たとえば幼児が「型はめ」や「型合わせ」のおもちゃや道具を使って、三角形や四角形の積み木を箱の穴に上手く入れていく遊びをする。この同じ積み木に合う穴を選ぶというのはまさに選択であり、ここで行っている行為は発話における選択の原初形態である。さらに、発話における選択と結合は言語記号として蓄積されたものから選んでいくという言語活動が必要になる。ここからこの論文の「言語の二つの面と失語症の二つのタイプ」で問題にしている幼児の言語発達と失語症についての議論になっていく。

　なぜここであえてヤコブソンの音韻論をとりあげているかというと、幼児は喃語の段階から音声言語を獲得していく時に、有意味語の基本単位である

音素をほぼ同じ順序で習得していくこと、さらにはそれぞれの言語体系にある音韻の法則に沿う形で言語音を創っていくからである。ヤコブソンの音韻論は言語的意味の形成の最初の段階で行っていることを明らかにしたものである。そして、このことから失語症の言語の障害は幼児とは逆の方向で崩壊をしているという議論になる。このことを次にみていこう。

### 3 音韻論研究からみた幼児の言語発達と失語症者の言語の退行

#### （1）ヤコブソンの音韻論と音素体系

　ヤコブソンは『幼児言語、失語症および一般音法則』（1941）では、言語の基本形態である音韻論、そして語の意味の原初にある言語活動を幼児の言語発達を論じながら、その発達の逆のコースの退行として失語症が生じるという考えを述べている。退行現象としてみられる失語症については後ほど確認することにして、まずはじめに彼の音韻と音素の発達と形成についての研究を確認していこう。失語症についての彼の議論をみていく前に、彼の音韻論について理解しておくことが必要だからである。

　発達初期の幼児は、生得的な形で備わっている喃語や擬音語（オノマトペ）や嬌声・間投詞を使っている。喃語が生得的であるのは、生まれつき聴覚に障害があって自分の声や周りの人間の声が聞えなくても喃語を出すことはできるし、その発生はどの文化圏の子どもにも共通しているからである。この喃語や間投詞などの声はその後に消えて、音声言語の獲得を始める。その音声言語の形成には聴覚フィードバックが必要であり、それが幼児の音の形成過程で起きている。ヤコブソンがこの論文で主張していることのポイントは、幼児が語（話しことば）を構成する基本要素である音素の結合には普遍的な規則があるとした点である。音素は語を弁別していく基本要素であり、語の示差的特徴は意味を表している。もっとも、音素の形成はあくまでも語そのものに関係することであって、直ちに語の意味の形成にはならないということで、初次的な記号である。これが語としての意味を持つようになるのは後のことである。

　幼児は最初、母音の/a/を発する。次に子音の区別をする。/p/（口腔音）－/m/（鼻音）の対立（papa-mama）、/m/（唇音）－/n/（歯音）の対立（mama-nana）といった子音の基本的な音素体系をつくる。それに続けて母音の基本的な音素体系へと進む。/a/－/i/、/a/－/e/、/u/－/e/の母音体系の基本である。

　この音素体系の発生過程が必ずこの順番通りに進むというのが、ヤコブソ

ンの言う「一般法則」である。ヤコブソンが見出した発達初期の幼児がみせる音素の体系化は言語の原基を成すものであり、いわば言語の下層部分を形成している。この音素の基本特徴である音の「組み合わせ」によって他の音素と区別していく示差的特徴を作っていく。たとえばベッドとペット、イヌとイスを区別していくことで、意味するもの（シニフィアン）に必要な差別化と無限にあるものを分別し、有限化していくという言語の基本的役割を音素のレベルで行っているのである。

　ヤコブソンの音素論的分析について、現象学者のメルロ＝ポンティは幼児の言語の発達について論じた『意識と言語の獲得（ソルボンヌ講義1）』(1988)の中で、初期の段階でみせる言語発達を明らかにしたとして高く評価して詳しくとりあげている。メルロ＝ポンティは、ヤコブソンが『幼児言語、失語症および一般音法則』で音素の領域で行っていることと色彩の領域で行っていることとは同じように概念的分割をしていると述べていたことを引用しながら、幼児は心の中で概念的配分が生まれ、もともとはばらばらで調整されていない音声現象を理解していくようになると言う（邦訳p.37）。音の領域と同様に色彩の領域で「明るい－暗い」や「白い－黒い」といった色の違いを体系していくことは知覚の分節化の第一歩であって、それは概念的配分の原初形態である。メルロ＝ポンティは次のように述べている。「幼児は、知覚される世界の構造を身に引き受けるように、自分の聞く言語に内在している音素の音階を身に引き受けている」（邦訳p.37）。

　そして、メルロ＝ポンティは、「音素体系は、言語の活動の文体（スタイル）になっている」（邦訳p.38）とする。つまり、言語理解のための一つの枠組みであり、それを発達初期の幼児は作り上げているということである。この後、幼児は他者との間の言語活動の中で他者とこのスタイルを共有する（シニフィアンの共有）という模倣を通して言語を発達させていくことができるようになる。語の意味の共有化の開始である[脚注1]。メルロ＝ポンティは言語の発達をけっして機械的な模倣ではなく、幼児は最初期から音素体系を作り出

---

脚注1　このメルロ＝ポンティの文章は、『意識と言語の獲得』(1988)の中の「第1章　心理学的に見た幼児の言語の発達」の最初の部分であるが、この著書はメルロ＝ポンティがソルボンヌ（パリ大学文学）で行った心理学と教育学の講義内容を後日まとめたもので、1949年から1952年までのものである。ここでとりあげている第1章は最初の年の講義である。このソルボンヌ講義と題されてまとめられているものは全部で3巻に分かれていて、邦訳されているのはその第1巻の一部である。

し、ばらばらな音の世界を概念的に配分していくことだとしたが、そのこと
をヤコブソンは明らかにしてくれたと言う。

## (2) 幼児の言語音声の習得と失語症の退行との重なり

　先に確認したように、ヤコブソンは言語の発達と形成順序の規則としてあ
るものが失語症の場合は逆の順序でこれらが消失していくと言う。このこと
を述べているのが『言語学の主題としての失語症』(1971)と『言語の二つの
面と失語症の二つのタイプ』(1956)だが、後者の論文については前述してお
いた。この2つの論文ほぼ同じ内容だが、前者がやや詳しい説明になってお
り、この論文で彼は次のように述べている。「失語症の諸問題に取り組んで
いた精神科医と言語学者の間で、過去20年間、驚くべき意見の一致が見ら
れている或るレベルの失語症現象がある。それは音声パターンの崩壊の分析
である。この崩壊は非常に規則的な時間順序を見せる。失語症的退行は、幼
児の言語音習得の鏡像であることが分かった。それは幼児の発達の逆を示
す。さらに、幼児言語と失語症を比較することによって、我々はいくつかの
『含容の法則（laws of implication）』を確立することができる」（邦訳p.180）。
ちなみに、ここで精神科医というのは英国の神経学者のヒューリングス・
ジャクソンのことである。ヒューリングス・ジャクソンについては第1章で
もとりあげた。

　彼が言う「含容」は、あらかじめ前提になっているものがあるという意味
で、次のような具体例で説明をしている。幼児言語で現象Bの習得が現象A
の習得を前提にしていることが観察されるなら、失語症におけるAの喪失は
Bが喪失するという逆の順序で起きることを暗に意味しており、失語症患者
の回復は幼児の場合と同じ方向で進み、Bの再習得はAが復活することを意
味する（邦訳p.180）というものである。彼は、この習得と喪失の順序とそこ
にある「含容の法則」を追求することは、音韻パターンに限らず、文法体系
にも拡張されるべきことだと述べている（邦訳p.180）。

　なお、ヤコブソンはこれと類似した説明を『幼児言語、失語症および一般
音法則』(1941)でも、別の実例を使いながら説明をしている。「失語症患者
における言語音体系の崩壊は、幼児言語における音素発達の正確な鏡像であ
る。たとえば、rとlの発音の区別は、幼児言語でも非常に末期に獲得される
が、…失語症的音障害で最も初期に、そして最もしばしば失われる」（邦訳
p.61）。つまり、発達として後に獲得したものが、失語症ではこれが先に失わ
れ、発達の初期段階で身につけたものは、失語症患者もそれらの喪失は最後

になり、喪失しないで残る、ということである。

　実はこの指摘は第1章でフロイトの失語症論をみてきた時にも述べたように、フロイトはヒューリングス・ジャクソンの「退行説」、つまり最初に形成されたものは消えないで残るという考えを使っていたが、ヤコブソンも同じようにヒューリングス・ジャクソンの考えに基づいて言語音の喪失を音韻論の研究結果を用いて説明している。「新しい要素はより以前のものの上に重ねられ、崩壊はより上層部から始まるというもので、これはジャクソンが、より複雑なものから単純で初原的なものへと進む退行現象に関する法則として報告しているとおりである」（『幼児言語、失語症および一般音法則』、邦訳pp.65-66）。ヤコブソンは、幼児の言語発達と発達の逆方向（退行）の形で、失語症の発現が逆の方向で起きていることを『失語症の言語学的分類について』（1963）という論文でも指摘している。この論文の彼の発言だが、これまでの言語障害の共同研究からは、「発達の初期の段階で獲得された機能は、その後の段階で獲得されたものにくらべて脳損傷による障害を受けにくいというジャクソンの考えを支持するもの」（邦訳pp.105-106）であったと言う。

　ヤコブソンは、失語症者の言語音の喪失だけでなく、逆の言語音の回復過程でどのようなことが起きるかを指摘している。インシュリン療法を受けた精神病患者が失語症から回復していく過程をみると、自分の名前のkarlsonの発音で流音を省いてしまったり、語頭のkの発音は回復しないし、流音も省いて発音していた。同じ別の患者もrを省いて発音していた。これらは音素の規則として発達初期では最後に獲得するもので、ヤコブソンが言うように失語症者の語音の回復過程は幼児の発達過程と同じ順序で進んでいた。

### （3）語彙の選択・結合と失語症における異常

　幼児が音素の体系を作っていく中では、特定の音と音とを結合させていくような「言語音の淘汰選択」（ヤコブソン『幼児言語、失語症および一般音法則』、邦訳p.30）が行われるが、ここで行われているのが選択と結合である。この選択と結合による語の形成の延長上に、言語の普遍的な特徴を意味する一般言語学の基本原理の一つである修辞法の形態がある。選択は似たものをつなぐという類似性によるもので、これはメタファー（隠喩）による表現である。これに対して、結合の方は概念の隣接性や近接性でつなげていくもので、メトミニー（換喩）の操作である。「霞が関に衝撃が走る」といった政変劇で使われるような言葉は、「霞が関」は政界の舞台を表したメトミニーであり、「衝撃」はそこで起きていることを表したメタファーである。けっして地震

で霞が関の国会議事堂が壊れたというようなことではない。このように、音素形成で行っている活動は、記号の修辞法として成人した人間にみられる普遍的な形態の原初になっている。

　選択と結合を隠喩と換喩という修辞法との関連性をみてきたが、もう少し選択と結合の基本的な働きについて確認してみよう。ヤコブソンは『言語の二つの面と失語症の二つのタイプ』(1956)で、選択と結合を「言語の二重性格」と呼び、この2つの操作が言語の果たしている基本的な役割だと言う。以下はヤコブソンの説明である（本文でも彼が強調しているところは太字で書いておく）。「ことばにおいては、一定の言語的実体〔linguistic entities〕が**選択**されるとともに、それらがより複雑な言語単位へと**結合**されている。語彙レベルでは、これは一目瞭然である。話し手は語を選択し、それらを、自分が使う言語の統語体系に従って結合し文にする。文と文は結合され、発話となる。ただし、話し手は、完全に自由に語を選択できるわけではけっしてない。話し手の選択は、話し手と受け手が共有する語彙貯蔵庫からなされなければならない」（ヤコブソン・セレクション版、邦訳p.146）。つまり、話し手と聞き手の間でコミュニケーションとして有効であるためには、共通のコード、今、問題にしている語彙レベルで同じ音素体系を使っているかどうかで語彙の選択は決められることになる。

　ヤコブソンはここでルイス・キャロルの『不思議の国のアリス』の第6章にあるアリスと猫のやりとりを使って説明している。猫がアリスにさっきあんたは「pigぶたと言ったのかい？それともfigいちじくと言ったのかい？」と尋ねる（邦訳では、ぶたと言ったのか、ふたと言ったのかという訳に変えてある）。アリスは「pigぶたと言ったのよ」と答える。猫はアリスの言語選択を確認しようとしたわけである。閉鎖音のpと、継続音のfとはメッセージの意味を変える可能性があるからである。これは、アリスが抱えていた赤ん坊はぶたになってしまったという話の流れの中でのことである。この場合は、当然、閉鎖音のpを用いて弁別素性の音素の結合をしなければ意味が成り立たなくなるが、意味の共有のためにはどの音素を選ぶかということは、話し手のアリスにとっての自由度はゼロだということである。このコード化された規則に従わなければ語は崩壊する。このように、ヤコブソンはアリスの例を使って説明する。

　そして、ヤコブソンは、言語の結合と選択というメッセージの符号化で必要になっている部分が障害した失語症の症状について議論をしている。選択と結合のどちらの方に障害があるかで失語症の症状が分かれてくる。選択の

活動に障害がある場合（第1の型）と結合の障害がある場合（第2の型）に分けられる。

　第1の型は「選択の欠如」が特徴で、発話や文の脈絡を自分で作ることができないというものである。相手からメッセージが出されている時には会話を続けることができても、自分から対話の口火を切るのが難しい。独り言を言うことも、それを理解することも難しい。たとえば、「雨が降っているという文」も、実際には雨が降っているのを目にしない限りこのことばを発することができない。このようなタイプは、かつてゴルトシュタインがカテゴリーを認識・構成して行動するための態度の全体が障害されていると指摘したことと似ている。文脈を与えられて、兵隊の敬礼の動作を自分ではできるのに、それを相手にしてもらうために説明をすることができないというものである。つまり自分でカテゴリー化することができないということと類似している。ヤコブソンの言う選択の障害で説明すると、全体のカテゴリーによって個々の具体的なものや動作を意味づけて選択していくことができないということである。これは感覚失語症にあてはまる観念的な記号領域の障害、別の言い方では概念的カテゴリーの障害に属するものである。

　この第1の失語症のタイプの場合は、一つの記号を意味的に同じ別の記号で言い表したり、それを理解することに困難がともなっている。先にみたように、選択の障害ではメタファー（隠喩）の使用とその理解ができなくなっている。したがって、ヤコブソンはこのタイプの失語症を「類似性障害」と称してもいる。彼らはいわばメタ言語的操作がむずかしくなるのだが、ヤコブソンが指摘しているように、「メタ言語に頼ることは、言語の習得のためにも、言語の正常な機能のためにも必要である」（『言語の二つの面と失語症の二つのタイプ』みすず書房版、邦訳p.32）。

　もう一つの第2の失語症のタイプは、結合ないしは近接性の障害である。近接性は隣接性とも言われる。このタイプの障害の説明をする前に、ヤコブソンは失語症研究の先駆者であり、ヤコブソン自身もその考え方を継承しているヒューリングス・ジャクソンの考えをとりあげている。ヒューリングス・ジャクソンの1915年の雑誌『Brain』に収められている複数の論文である。次の文章である。「ことばは語から成ると言うだけでは十分ではない。それは特定の様式で互いに関連し合っている語からなっているのである。そして、部分部分の適切な相互関係なくしては、発話はいかなる命題も具体化していないただのひとつづきとなるだろう。ことばの喪失とは、命題化する力の喪失である。…ことばを欠いている状態は、語を欠いている状態を意味

するものではない」（ヤコブソン・セレクション版、『言語の二つの面と失語症の二つのタイプ』邦訳pp.161-162）。このように、ヤコブソンは語喪失（wordlessness）ということはそもそも存在しないのであって、選択の障害や次の結合の障害の場合も同様に、語そのものは保存されていて、ことばを適切に関連づけることができない問題なのである。

　結合あるいは近接性の障害は、端的に言ってコンテクスト化の障害である。この障害では語を高度な単位の組織化していく統語論の規則が失われてしまって、単語を羅列する形になっている。この種のものは通常，失文法症と言われる。

　選択と近接性の障害の特徴と2つの違いをヤコブソンは語の配列の仕方として語の運用の面からみているが、これらは大きくは感覚性失語症に分類されるものである。なお、この論文で議論されている失語症の選択と近接の障害と同様のことは、ヤコブソンの『言語学の主題としての失語症』（1971）でもその概要をとりあげている。

　ヤコブソンは『言語の二つの面と失語症の二つのタイプ』（1956）の中で、失語症における選択と結合の障害は言語学（記号体系）における隠喩と換喩という言語行動の基本問題と関連しており、その意味でこの失語症の症候群について比較・分析することは、精神病理学、心理学、言語学、詩学、記号学との共同研究の必須の課題であると述べている（ヤコブソン・セレクション版、邦訳p.171）。ここで言われている「精神病理学」と言えば、第1章でとりあげたフロイトの失語症研究が想定される。たしかにヤコブソンは『失語症と言語学』（1976）では複数の箇所でフロイトの研究についてふれている。フロイトが失語症の問題を解くうえでヒューリングス・ジャクソンの考えを基礎にして論じていたのと同じく、ヤコブソンもまたヒューリングス・ジャクソンを基にしていたことはすでに確認してきた通りである。ただし、フロイトの場合は、ヤコブソンのように、シンタクスの分析といった言語学の問題から失語症の現象を切り込むことはなかった。

　ここでの議論から、失語症の治療の基本は、患者のメタ認知能力をいかに高めていくかということに尽きるということがみえてくるであろう。本書の後半では、そうした視点から、発話行為論として失語症者のコミュケーション活動をみていくことや、発話行為論に基づいた失語症治療論、さらには失語症者の日常生活におけるコミュケーションとその可能性からみていくことになる。

## **4** 言語学者ヤコブソンの失語症論の特徴とそれが意味するもの

　ヤコブソンは『言語学の角度から見た言語障害』(1980) で、言語学者が失語症の問題にまったく関心を示すことなく長い間これをなおざりしてきたと言う。他方、神経学者の中にもわずかであるが、言語学者の果たす役割が大きいことを強調する人がいた。たとえばピックなどである。あるいは、言語学者の方でも、ロシア言語学の先駆者のクルトネ、そしてソシュールのように失語症に関心を持った人がわずかにはいた。だが、言語学の中ではこの問題に関心を示す反応は実に少なかった。

　ヤコブソンは『言語の二つの面と失語症の二つのタイプ』で、本来は言語学と失語症研究とは互いの研究に刺激を与え合う存在になっているはずだと言う。少し長い文章だが引用する。「構造言語学のめざましい進展が、言語の退行の研究にたいして有効な手段と方法を研究者に提供しており、他方では、失語症による言語パターンの崩壊は言語学者に言語の一般法則についての新たな洞察を提供しうる。…純粋に言語学的な基準を失語症的事象の解釈や分類に適用すれば、言語や言語障害に関する学問に十分に貢献することができよう。ただし、言語学者が心理学や神経学のデータを扱う際に、かれらが自身の伝統的な分野でおこなってきたのとおなじように、注意深く慎重であるのが前提である。まず第一に言語学者は、失語症を扱う際の医療分野の専門用語や方策に慣れなければならない。次に言語学者は、臨床の症例報告書を綿密な言語学的分析によって検証しなければならない。さらには、言語学者は、まったく異なる仕方で考えだされ仕上げられた既成の記録の再解釈に依拠するだけでなく、症例に直接アプローチするため失語症患者とみずから向き合わねばならない」(ヤコブソン・セレクション版、邦訳pp.144-145)。ここには、言語学研究と失語症研究との交流を通して互いの研究を高めていこうとするヤコブソンの姿勢が表れている。

　ヤコブソンは、若い頃は文学研究でも比較的短い文章を扱う詩的ジャンルを中心に研究していたこともあり、言葉の結びつきから本格的な音韻論研究へと進んでいった経緯があった。音韻研究と失語症との関係でヤコブソンが主張していることとして、運動性失語、かつてのブローカ失語症も障害されているのは音声的側面ではなく、音韻的側面なのだということである。だから比喩でたとえるならば、調子のよいピアノがありながら、メロディーを忘れ、楽譜を読むことができなくなったピアニストに喩えることができる(『失

語症の言語学的分類について』邦訳 p.105)。

　さらにこれら音韻論についての研究を基礎にしてヤコブソンは隠喩や換喩といった修辞学上の問題に取り組んでいったが、先にも述べたように、彼はこれらの 2 つの隠喩と換喩を生み出している選択と結合の言語生成の活動に注目し、同時にそれらが失語症患者にみる選択と結合の障害となっていると指摘する。これが失語症者に特有の記号操作の障害ということである。もう少し詳しく述べると、ヤコブソンは失語症の障害としての形式を選択と代置か、あるいは結合とコンテクスト化の能力のいずれかの損傷に分けることが可能だとした。前者はメタ言語的操作の低下によってもたらされるし、後者の場合は言語単位の階層性を維持する能力の損傷によるとして、彼が明らかにした統語構成の形式をもとにした失語症論である（ヤコブソン・セレクション版、邦訳 p.168)。

　このようなヤコブソンの失語症の言語損傷についての考えの背景には、何度もふれる通り、ヒューリングス・ジャクソンが失語症を本来はきちんと持っているべき記号化能力の崩壊の一種とみているということがあり、ヒューリングス・ジャクソンは失語症を「失記号症」と呼ぶ方が良いと指摘していた。ヤコブソンもこのことに同意をしていた。だから、言語の問題は絶えず記号全般、たとえば身ぶり、書画、音楽、その他、これらの相互関係に関わる諸問題と関連づけながら議論していくことが必要であると言う（『言語学の角度から見た言語障害』、邦訳 pp.134-135)。そして、この論文の最後では、失語症の言語学的研究が進展するためには純粋に言語的な症候群の記述と分類にいっそうの努力を傾けなければならない、とも述べている（『言語学の角度から見た言語障害』、邦訳 pp.135-136)。

　言語学者として失語症の問題に接近していこうとした時、ヤコブソンが両者の間の橋渡しのような役割をするものとして注目したのが、同じロシアの心理学者であり、失語症を神経心理学の立場から取り組んだルリヤの研究であった。ルリヤは、ヤコブソンより 6 歳年下で、心理学者として言語発達、そして後半の時期からは主に独ソ戦争で銃弾のために脳の障害を負った兵士の言語治療と失語症研究を行ったが、ヤコブソンからみれば研究領域としても身近であったことで、『失語症の言語学的分類について』(1963)、『失語症における言語学的タイプ』(1966) ではルリヤの失語症研究について何度もとりあげ、その研究に言及している。特に、『失語症の言語学的分類について』では、ルリヤ（1963/1970）が失語障害として提起している 6 つのタイプが記号の符号化と解読という 2 つの過程のどの部分の障害によって生じるのかを

詳しく検討し、ルリヤの研究を使いながらヤコブソンが自分で出した記号解読過程との連関を検討している。たとえば、ルリヤがタイプ分けをしている6つの失語症のうち、力動失語症、遠心性運動失語、求心性運動失語の3つは、大きくはかつてのブローカ失語症候群に入る運動性失語であり、これは記号の符号化の障害によるものであると位置づけている。これはヤコブソンの結合、近接の記号化活動と関連しており、この部分に障害があると失語症の症状が現れてくることになる。ルリヤの残りの3つの失語症である意味失語、聴覚－記憶失語、感覚失語はかつてのウエルニッケーリヒトハイムが言う感覚性失語に相当するもので、こちらは解読の障害であり、ヤコブソンの選択の活動と関わっている。ヤコブソンは、結合と近接の活動が先行していて、その後で解読が行われるという過程を考えており、そこに特有の障害が発生することになる。これらの失語症の症状の違いについてヤコブソンは、高次な言語表現である隠喩（メタファー）と換喩（メトミニー）の理解と使用ができないこととつながってくると述べている。

　ヤコブソンはルリヤだけでなく失語症研究と関連する言語学者の発言もとりあげていたことにもふれておきたい。たとえば、先にみた『失語症の言語学的分類について』の中では、ロシアにおける記号学の泰斗であるイワノフは失語症の資料として医学的検査や面接のような患者の普段の実態というよりも検査という枠組みの中で把握されたものではなく、あくまでも患者の自発的で、自由な発話のサンプルを集めることがまず大事であると述べていたことをとりあげている。重要な指摘である。

　この節でみてきたヤコブソンの『失語症と言語学』は、まさにこの書名に表れているように、言語学、そして失語症の問題を考えるうえでは重要である。ただ、最近の失語症研究の中ではヤコブソンの名前もこの著書についてもとりあげられることが少ないのが現状である。なお、ルリヤの失語症研究は本書の第4章でみていくことにする。

## ⑤ ヤコブソン、その学問的影響の広がり

　これまで、ヤコブソンの失語症研究を、彼の言語学研究の中心である音韻論と関連づけながらみてきた。本書は、失語症についての研究とその治療や失語症者のコミュニケーションの問題を考えていくことを中心にしているので、ヤコブソンの言語学研究について詳しくみていくことはしなかった。だが、ヤコブソンは言語学の問題を実に広い視野から論じ、言語学研究に与え

た影響は大きなものがあった。その一端をみていくことにしょう。

　ヤコブソンは、モスクワ大学の学生であった時にモスクワ言語学サークルを組織し、ロシア・フォルマリズムという文学研究運動を主導し、若くして文学と言語学研究のリーダーを演じていた。ロシア・フォルマリズムとは、簡単に言えば文学作品についての形式的構造の分析から文学を論じていこうとするもので、ヤコブソンは特に詩学の問題を中心に行っていた。だが、彼の最も大きな研究の関心であった音韻論の研究をさらに進めるべくチェコのプラハに渡り、構造主義プラハ学派の研究にトゥルベッコイと共に加わって、チェコの言語学者が先に進めていたプラハ言語学を大きく進展させる役割を果たしている。特にヤコブソンが行っていた詩学研究でも、彼の音韻論の研究から音声機能の分析と解明を言語研究の中心にしていったことがあり、これがチェコ構造主義言語学の基本原理として位置づけられている。そこにはヤコブソンの音韻論研究で明らかにした音声の違いが意味の機能的相違を生んでいること、そして意味の区分を決めているのは音韻の二項対立によるというものであった。ここにはソシュールの構造主義と似た発想があるし、名前もチェコ構造主義言語学としているように、構造主義的言語学の考えがある。だが、この学派では言語をコミュニケーション活動としてみること、この過程で起きていることを現象学的にみていくというように、ソシュール構造主義のような形式的な発想で言語を論じるのとは一線を画すものであった。特にヤコブソンはロシア時代に、ロシアにはじめてフッサール現象学をもたらしたシュペートとのつながりがあったということが彼の学問姿勢に影響を与えていた（ホーレンシュタイン、1975、邦訳p.33）。

　このように、プラハ言語学では言語を言語規則に縛られたコードや意味の体系ではなく、コミュニケーションとしてみていくこと、その発信と受信の間で起きている活動を状況と文脈といった社会的諸変数の中で論じていくことがめざされていた。特に、ヤコブソンのコミュニケーションの６つの機能を論じたものにそれが表れている。ヤコブソンが『言語学と詩学』（1960）で論じたように、言語活動は複数のコミュニケーションの要素が連関し合う中で起きているということである。これについては本書の第７章で詳しくみていく。

　プラハ言語学の重要なメッセージの一つであるテーマ（旧情報）からレーマ（新情報）への変換はまさにコミュニケーションの過程で起きていることであり、たとえば、「あの人はね」というテーマ情報を受信者の視点から「彼は優しい人だよ」というように新しい情報をレーマとして出しているという

具合である。

　これは言わば情報の意味変換の活動であり、人間の言語活動の基本になっている意味解釈に関わる問題は失語症の中でも意味失語症になった患者が理解の困難を示すもので、ルリヤが失語症とその治療を論じた『言語と意識』（1979）では失語症の患者、特に意味失語症の場合はテーマ情報とレーマ情報の区別や関連性の理解ができないということを述べている。このルリヤの失語症の研究はヤコブソンのテーマとレーマについての議論とその研究成果を背景にしたものである。

　ヤコブソンはその後、ナチス・ドイツが当時のチェコスロバキアに進攻してきたために、彼はユダヤ系であったことで危険を感じてその地を離れ、一時期デンマーク、ノルウエー、スウェーデンといった北欧の諸国に移り、いくつかの大学で教壇に立っている。最終的には彼は1941年に米国に渡る。米国ではナチスからの危害を逃れてやってきた多くの亡命ヨーロッパ知識人のためにニューヨークに自由高等研究学院が用意され、そこでヤコブソンはしばらく研究をしている。ヤコブソンはナチスからの難を逃れてやって来ていた文化人類学者のレヴィ・ストロースと出会うことで、ヤコブソンが音韻論で展開した言語の基礎単位である音素の対立の体系がレヴィ・ストロースの神話研究のアイデアとなっていく。ヤコブソンの音素とその対立構造はそのままレヴィ・ストロースの神話素とその対立関係へとつながっていき、構造主義的言語学の考えを基礎にした神話の構造や婚姻規則の研究は、半ば無意識的に存在する文化システムを提案するレヴィ・ストロース独特の構造主義へと発展していった。そもそもヤコブソンの音素それ自体も、物理的現象としての音声そのものではなく、言語学的な抽象的な概念であるから、言わば世界認識の枠組みとしての構造主義へとつながっていったことは当然のことだろう。

　ヤコブソンの影響はこれだけではない。彼は1949年以降、ハーヴァード大学、そしてマサチューセッツ工科大学の教授として米国の言語人類学に大きな影響を与えていく。ヤコブソンはパースの記号論に出会い、パースが記号をイコン（類像）、インデックス（指標）、シンボル（象徴）の3つに分類して、それぞれの機能を心理学、言語学、文学、文化論として論じ、同時にこれらを統合していくという発想に触発される。そこからヤコブソンは人間の言語は文法や論理性、文学、そして言語による行為論や出来事論、認識論に関わっているものとして論じていく。このようなヤコブソン記号論はハーヴァード大学の学生であったハイムズ、シンガー、そしてシルヴァスティン

ら言語人類学者たちに引き継がれ、記号論を社会記号論へと大きく発展させていくことになった。ヤコブソンの記号論は米国人類学の出発点となったボアスの後継者たちの中へと入っていった。特にヤコブソンの言語コミュケーション論はシルヴァスティン、そしてシルヴァスティンの教え子であるハンクスの指標性、直示詞（ダイクシス）の言語人類学の研究へと広がっていった。彼らの研究は日常生活における言語活動の基本的な形態として対象を言い表すものとして「あれ」「これ」「それ」といったことばや代名詞を用いること、それが具体的に場面を共有し合っている者の間で十分に了解可能になっていることを明らかにしている。そして、彼らは同時に、言語が現実の社会的状況の中で生きた形で使われていることや、社会・文化的なものも背景にはあることも指摘している。彼らの研究については本書の第7章で詳しくみていくが、ヤコブソンの言語学はコミュケーションという現実の言語活動とその本質にあるものを追い求めたものであった。

［文献］

ホーレンシュタイン，E（1975）ヤーコブソン―現象学的構造主義―．川本茂雄・千葉文夫・訳．1983，白水社（2003），新装復刻版）．

ヤーコブソン，R（1941）幼児言語，失語症及び一般音法則．服部四郎・監訳，1976，失語症と言語学，岩波書店，pp15-102.

ヤコブソン，R（1956）言語の二つの面と失語症の二つのタイプ（ヤコブソン・セレクション）．桑野隆・朝妻恵里子・編訳　2015，平凡社，pp143-180／言語の二つの面と失語症の二つのタイプ，一般言語学，河本茂雄・監修，田村すゞ子・他・訳，1973，みすず書房，pp21-44.

ヤコブソン，R（1960）言語学と詩学．桑野隆・朝妻恵里子・編訳，2015，ヤコブソン・セレクション，平凡社（平凡社ライブラリー），pp181-243／一般言語学，川本茂雄・監修，田村美鈴・他・訳，1973，みすず書房，pp183-221.

ヤーコブソン，R（1962）音素と音韻論．ヤーコブソン選集1：言語の分析，服部四郎・編，早田輝洋・訳，1986，大修館書店，pp7-9.

ヤーコブソン，R（1963）失語症の言語学的分類について．笹沼澄子・竹内愛子・訳，服部四郎・監訳，1976，失語症と言語学，岩波書店・所収 pp103-126.

ヤーコブソン，R（1966）失語症における言語学的タイプ．笹沼澄子・竹内愛子・訳，服部四郎・編・監訳，1976，失語症と言語学，岩波書店，pp127-165.

ヤーコブソン，R（1971）言語学の主題としての失語症．ヤーコブソン選集1：言語の分析，服部四郎・編，早田輝洋・訳，1986，大修館書店，pp177-188.

ヤーコブソン，R（1973）一般言語学．河本茂雄・監修，田村すゞ子・他・訳，1973，みすず書房．

ヤコブソン，R & ウオー，L（1979）言語音形論．松本克己・訳，1986，岩波書店．

ヤコブソン，R（1980）言語学の角度から見た言語障害．言語とメタ言語，池上嘉彦・山中圭一・訳，1984，勁草書房，pp117-136.

ルリヤ，AR（1963/1970）人間の脳と心理過程．松野　豊・訳，1976，金子書房．

ルリヤ，AR（1979）言語と意識．天野　清・訳，1982，金子書房．

メルロ＝ポンティ，M（1988）意識と言語の獲得（ソルボンヌ講義1）．木田　元・鯨岡　峻・訳，1993，みすず書房．

第3章 ヴィゴツキーの言語論
―言葉とその働きを考える―

　この章では、ヴィゴツキーが人間精神とその発達に対してとった基本的な
姿勢とその理論をみていくが、ここでは主に彼の言語論をとりあげる。ヴィ
ゴツキーは、人間は発達の早い時期から周りの人間と社会的関係を結ぶ中で
発達を実現していくこと、そのために他者との間で交わされることばが重要
な働きをしていると言う。いわば関係論的な発達の考えである。ことばとい
う社会的活動を実現している背景には歴史的、文化的なものがあり、人間は
この言語という文化的な道具を手段として使いながら自己の発達を実現して
いる。それをヴィゴツキーは文化的発達と呼んでいる。

## 1 ヴィゴツキーの人間精神に対する基本姿勢―社会文化的接近―

### (1) ヴィゴツキーの理論的先見性

　ヴィゴツキーが心理学理論として出したのは、今から90年も前である。
そして、彼が37歳という短い生涯の中で行った研究は、心理学理論を新し
い発想の下で作り上げていこうということである。それは人間の精神を個人
という心理的な枠の中で捉えるのではなく、人間精神を社会・文化的なもの
としてみていこうということである。彼のこの考えは、人間の精神とその具
体的な活動の形である言語を広く社会の中に位置づけて論じていこうとする
今日の研究でも共有されている。そこにヴィゴツキーの先見性を見出すこと
ができる。

　言語人類学や応用言語学の分野ではよく知られている人類学者のグッド
ウィン（Goodwin, C）とデュランティ（Duranti, A）は『Rethinking context:

language as an interactive phenomenon（『文脈を再考する：相互行為の現象としての言語』(1992) の序章の「Rethinking context: an introduction（「文脈を再考する：序論」)」で、言語を相互行為の現象としてみていく時に不可欠なのが言語活動を文脈や状況の中で論じていくことだと言う。まさに言語を日常の言語活動としてみると、それは他者との対話活動ということになる。そこでは言語は話しことばとして背景にある文脈や状況と関わりながら展開している。グッドウィンとデュランティはことばを関係論としてみていくことで持つべき基本的な視点として、次のベイトソンの考えが参考になると言う。ベイトソンの『精神の生態学』(1972) である。

　ベイトソン（Bateson, G）は『精神の生態学』の第3部「関係性の形式と病理」の後半で、あらゆる出来事はさまざまな要因間の関係とそれによって作られるコンテクストの中で起きていると言う。ここではベイトソンは心理学ではお馴染みの「自己とは何か？」という問いから話しを始めている。自己とはどこにあるか、その境界はどこかと尋ねてみると、それに答えるのに混乱するに違いない。そして彼は杖に導かれて歩く盲人のことを考えてみようと言う。「その人の自己は、どこから始まるのか。杖の先か、柄と皮膚の境か、どこかその中間か。こんな問いは、土台ナンセンスである。この杖は、差異が変換されながら伝わっていく経路のひとつにすぎないのであり、この経路を横切って境界の線を入れることは、盲人の動きを決定するシステミックな回路の一部を切断することにほかならないからだ」（『精神の生態学』下、邦訳、p.456）。つまり、世界とそこで起きていることをシステム論としてみようということである。

　あるいは彼は、『精神と自然』(1979) でも、人間の精神は複数の異なった機能の相互連関の過程から生じており、人間の精神は相互に反応する部分ないしは構成要素の集合であるとも言う（邦訳p.125）。

　このように、人がことばによって他者と関わる活動は、自己というものが閉じられた世界を超えて存在しているということを意味する。そこでは自己と他者とが共有している時間と空間という状況の中で出来事が起きている。このように、他者と関わっていることば、そして会話は常に具体的な文脈の中で展開されている。

　先のグッドウィンとデュランティは、会話が展開されている状況や文脈を重視した言語研究として言語哲学者のバフチン、そして心理学者のヴィゴツキーをあげている。そして、このような古典的な研究に連なる形で今日の言語人類学の研究もあると言う。本章のヴィゴツキーの言語研究、そしてこの

後の第5章でみていくバフチンの言語と対話研究は、日常生活という具体的な状況の中で人間の生きたことばとその働きを問題にしてきた。それは、具体的な文脈と状況の中で使われ、出来事としてのことばを問題にしてきた言語人類学の研究の先駆けになっている。

## (2) ヴィゴツキーの社会・文化的発達論

　ヴィゴツキーの人間発達と学習についての基本的な姿勢が明確に表れているのが、彼の主著『思考と言語』(1934)でピアジェの発達論を批判的に論じたところである[脚注1]。ヴィゴツキーは、ピアジェが幼児期では子どもは遊びという社会的場面で他の子どもと関わろうとする行動がないと主張したことを問題にする。ピアジェは『児童の言語と思考』(1923)で、幼児期の子どもは仲間に対する関心を持つことなく、あくまでも自分の世界の中だけで活動をするとした。彼の言う「自己中心性」である。そこでは、他の子どもとことばで相互に関わることもなく、遊びの場面では子どもたちはそれぞれが勝手に自分の世界の中だけで考え、独り言をつぶやいている。これをピアジェは「自己中心的言語」と称した。このように幼児期の子どもの背景にあるのが、自分の枠の中で思考するという「自己中心的思考」である。これが幼児期の発達の特徴であり、限界だと言う。

　ピアジェの考え方は、他者とのことばによる関わりを通して生まれてくる発達の可能性を限定的に捉えるものである。これに対してヴィゴツキーは、子どもたちの遊びの中での会話をよく観察すると、他の仲間とことばによるやりとりをしており、子どもは早い時期から周りの大人や仲間とコミュニケーションをとっていると言う。ピアジェの、幼児には社会的活動がないという見方を否定した。

　ヴィゴツキーの発達論では、ピアジェと違って、社会的な視点、つまり対話や相互作用の中で発達が実現していること、その活動を支えていくものとして言葉の機能を位置づける。ヴィゴツキーはピアジェの言う子どもが遊んでいる時に出すつぶやき＝独り言は、子どもが遊び中に問題を解決するために出している外言であって、子どもが自分で考えていることを声として外に出している表れだとした。自分の思考活動として出していることばであるか

---

脚注1　『思考と言語』の第2章の「ピアジェの心理学説における子どものことばと思考の問題」と、第6章「子どもにおける科学的概念の発達の研究」の複数の箇所でピアジェの発達論について強く批判している。

ら独話（一人言）の形になる。つまり、ことばを思考展開の手段として使っている。ヴィゴツキーはここに、思考することと話すこととの間の相互連関の始まりをみる。ことばという社会的な活動と、考えるという個人の内部で行われる活動とは元々は違っていたが、これが機能的に連関することで言語的思考という新しい活動が生れてくる。複数の機能的連関から新しいものが生まれてくるというヴィゴツキーの発達の生成論である。

　ピアジェの場合は、ことばという社会的活動による他者との相互作用を想定することなく、認識＝思考の生成をあくまでも個人の内的活動に求めた。それは生物的な適応過程をモデルにしたもので、人間の認識の形成を同化と調節の2つの均衡化の活動によって得られるというものであった。つまり、新しい知識を自分の中に取り込み、自分のものにしていく同化の活動と、新しい経験から自分の知識や理解を作り直していく調節の活動の結果としての認識の形成と発達を実現していくとした。この活動は自己の内的世界で完結する形で行われると考えた。人間の認識は理性的で、論理・数学的な推論活動によって行われるものであるというピアジェ独自の発生的認識論による説明である。いわば自己の主体的な活動という自生的な発達論だが、同時に彼の発達モデルでは発達の目標は人間の認識モデルとして想定している論理的思考へと向かっていくことで、それは社会が想定したものに方向づけられて進むということでもある。だから、ピアジェの中には一方では自生的発達を言いながら、他方では論理的思考へ進むような社会的な外的「枠」を想定していた。

　このことを『思考と言語』でヴィゴツキーは、ピアジェの『児童における判断と推理』(1924) にある児童の論理的思考の発達を批判しながら次のように述べている。「発達の過程は、容器の中に外から押し込まれたある液体により容器の中の他の液体が押し出される過程にまったく似ている。…これが、ピアジェによると、子どもの知的発達の唯一の法則なのである」(『思考と言語』第6章、邦訳pp.238-239)。

### (3)『思考と言語』におけるヴィゴツキーのピアジェ批判からみえてくること

　ヴィゴツキーは『思考と言語』の第2章で、ピアジェの学習・発達論を厳しく批判している。その内容をいくぶん詳しくみていくことにしよう。なぜ、ここでヴィゴツキーのピアジェ批判の内容をみていくかというと、ピアジェの批判を通してヴィゴツキーが人間の学習と発達の本質はどのようなものであるべきとしたか、そのことが具体的にみえてくるからである。そし

て、ここで展開されているヴィゴツキーの議論はリハビリテーションにおける学習をどのようなものとして位置づけていくべきかという根本問題を改めて確認していくことにつながるからである。

　ピアジェは初期の2つの著書の『児童におけることばと思考』（1923）と『児童における判断と推理』（1924）で、学童期前までの子どもは子ども自身の活動と経験を基にした自分なりの主観的な考え方や自分の欲求や興味から行動しているとした。ピアジェの言う「自己中心性」がこの時期の子どもの活動と思考を支配しているものである。人間の発達の方向として自分の狭い世界の中だけで生き、考えていくだけでは不十分で、自己の枠組みを超えて社会が求められているものを身につけていかなければならないとした。ものの考え方として論理的な思考へと進んでいくということである。ここでピアジェは、人間の発達の基本として自己活動を中心にする生物的なものから社会的なものへと変わっていくとしたが、彼が強調したのは、この転換を可能にしているのは大人や社会にあるものごとの考え方や論理的思考を機械的に自分の中に取り込み、学習していくことで可能になるということであった。いわば大人と社会の強制によるものである。

　このようにピアジェが主張した人間の発達として主観的な世界から客観的・論理的な世界へと向かっていくという図式は、彼が終生持ち続けたものであった。だから彼の後半の認識論研究であった「発生的認識論」でも、子どもの認識の発生的過程と科学の発展過程とは平行関係になっており、子どもの発達と社会・文化が共有している科学の発展成果の過程とは同じ歩みを辿っているとした。だが、このような説明も子どもの発達を社会にある論理性を強制的に学んだことの結果であるとみるならば、実に当たり前のことを言っているだけである。

　このようなピアジェの学習と発達の考え方には、ヴィゴツキーに言わせると学習を大人や社会が機械的に子どもの中に注入していくだけで、そこには子ども自身が周りの出来事や経験を通して主体的に客観的なものの見方や論理性の必要性を自覚し、形成していくという発想はみられないことになる。ピアジェの場合は論理性の獲得は外部から与えられたもので、そこには現実の中で経験をしていくことによる主体の活動を欠落させてしまっている。たしかにピアジェの説明の中には自分のものの考え方とは矛盾するようなものに直面してそこに矛盾や葛藤が起きるとして、主体の内部で起きていることを重視するような説明も一部にはある。だが、それはあくまでも発達初期の3、4歳の頃までの子どもの活動にみられることである。結局、この矛盾や葛

藤を解決していくのは社会の論理性のモデルを自己の中にそのまま受容していくだけなのである。そこで、ヴィゴツキーは次のように批判する。「ピアジェは、思考を現実からまったく切り離された活動としてみている。だが、思考の基本的機能というのは現実の認識なのである。思考活動が外部の具体的な現実を概念化してしまうと、自然とそれは幻の運動、生気のない戯言の行進、影のダンスになってしまう。それは子どもの現実の本当の思考の活動などではない」(『思考と言語』第2章・9、邦訳p.91-92、英語版をもとにして訳文を一部変更している)。

　ヴィゴツキーは、ピアジェの学習・発達論で最も問題になるのは、周りにある出来事や対象と主体的に関わりながら意味を形成していく過程を欠落させていることだと言う。子どもも、そして大人も対象、そして周りにいる他者と言語活動によって関わっていくこと、それを自分のことばで語っていくことで新しい認識を形成していくことが可能になってくる。これが認識変化の基本にあることだとヴィゴツキーは言う。それはヴィゴツキーが言う内言の活動であり、自己内対話を通した経験の意味化である。内言であるからあくまでも自分のことばであり、不完全なことば、省略されたことばでも構わないのである。失語症の人が話すことばもそこには内言として自分の思考を展開しているのである。

　ヴィゴツキーの指摘からは、リハビリテーションの学習として忘れてはならない大切なことが得られる。どんなに優れたリハビリテーションのプログラムや道具が用意されていたとしても、患者の主体的な学習がそこで行われることが不可欠なことである。もちろん、ヴィゴツキーは何の支援もない中では人は学習を進めていくことはできないのであって、主体と学習環境との間はまさに相即的な関係、弁証法的関係になっていることを強調している。

　ヴィゴツキーは、『思考と言語』では、第2章でピアジェの学習・発達論を批判したことに続いて、後の第4章では、霊長類の問題解決の仕方と子どものそれを比較しながら、子どもは発達の早い段階から与えられた問題をどのように解いたら良いかをことばを出しながら考えていることを指摘している。ここでもことばを使った主体的な活動の大切さを述べながらピアジェの学習・発達論を超える議論をしている。そして、『思考と言語』の第5章、そして第6章ではヴィゴツキーは、子どもが自らの経験を見直し、主体的に論理的思考や概念の形成を進めていることを実験的な研究を通して明らかにしている。

　このようにヴィゴツキーは『思考と言語』の全体を通して、ピアジェの学

習・発達論を批判しながらピアジェを超えた学習・発達の本質のあるものを論じているということである。このように『思考と言語』は全体として一つの一貫した形で論を展開していることが分かる。

### (4) 社会的な活動としてのことば、そして思考活動

　ヴィゴツキーは、人間の発達と学習を個人的なものとはしないで社会と文化に支えられることで可能になっているとした。人間は自分以外のさまざまな人と関わりながら、社会がそれまで蓄積してきた文化的資源を利用しているのが現実の姿である。このようにヴィゴツキーが考えた時、彼が重視しているのは周りの人とことばを使いながら相互に交流していくという社会的な活動である。そしてことばと連動しながら自分の思考活動を展開していく、つまり自分の考えを深め、概念的思考や認識の発達を形成していくというように、ことばと思考の間の連関がみられる。

　ヴィゴツキーが『思考と言語』で展開したことばと思考の2つの活動が連関しているという考えは、彼が重視した機能間の連関によって新しいものが生成されてくるという「心理システム論」に基づいている。

　ヴィゴツキー以後も、ことばと思考の関連についてはさらに検討が続けられている。そのことを論じた研究を集めているのがヒックマン（Hickmann, M）編集による『Social and functional approaches to language and thought（言語と思考への社会的・機能的接近）』（1987）である。書名の社会的・機能的接近が示すように、ことばと思考の2つは機能的に連関し合っているというヴィゴツキーの考えを前提にしたものである。「機能的」という表現もヴィゴツキーの言う心理システム論のことであり、「社会的接近」もヴィゴツキーが人間の精神活動は社会・文化的なもので、特にことばは社会的な相互作用、対話活動がその基本になっているということを意味している。

## 2 思考することと話すことの間の相互性

### (1) ことばと思考活動の間の円環的関係

　人間の思考展開や思考発達にとって、ことばが決定的な役割を果たしていることは言うまでもない。人間と他の動物との根本的な違いは、人間は言語を使用する動物であり、これが人間特有の認識とそれによる活動をもたらしてきた。ヴィゴツキーが『文化的・歴史的精神発達の理論』（1930-31）や『子どもの発達における道具と記号』（1930）で指摘しているように、言葉は

記憶や問題の解決の仕方、概念の形成、さらには意思決定や合理的な判断といった人間特有の行動のあり方に大きく関わっている。

　彼が『思考と言語』の最終章の「思想と言葉」の中でとりあげているヨハネの福音書には「はじめに言葉ありき」という一節がある。あるいは、この章のエピグラフ（題辞）ではヴィゴツキーの友人である詩人のマンデリシュタームの詩集『トリスチア』の中にある詩を引用している。

　　　私は、私が言おうとしていた言葉を忘れてしまった
　　　すると、肉体のない思想は、黄泉の宮殿に帰ってしまうのだ

　それでは、ヴィゴツキーは言葉が人間の活動にとって優勢な形で働いていると考えていたのだろうか。この問題は言葉の持っている本質的な問題として言語研究でも議論されてきている。たとえば、先にみたヒックマン編集の『言語と思考への社会的・機能的接近』(1987) の第4章にある、文化人類学者のルーシーとヴィゴツキー研究者のワーチが書いた「Vygotsky and Whorf: a comparative analysis（ヴィゴツキーとウォーフ：比較分析）」では、ウォーフの言語相対論の立場と、それとは違う考え方のヴィゴツキーの言語論の2つの違いが論じられている。ルーシーはウォーフの言語相対論、ワーチはヴィゴツキーの立場で議論している。ウォーフが言語相対論として「言語が思考を決定づける」という主張に対して、ヴィゴツキーは言語によって思考内容を支配しているとは考えず、思考と言語とはどちらか一方のものに帰してしまうような関係ではないとする。もちろんウォーフの考えはサピア・ウォーフの仮説としてしばしば言及されているようにカナダ・エスキモーは雪を細かく言語で記述し、それが彼らの知覚認識を左右しているが、英語では単に雪そのものを区別していく言語を持たないとしているように、言語によって世界把握の仕方が決定されているというものである。

　ヴィゴツキーは、言葉と思考活動とはどちらかが一方的に優勢であるといった考えはとらなかった。思考することと話すことの2つが機能し合うことで思考と言語の発達の双方が可能になってくると考えたのである。

　先にみたヴィゴツキーの『思考と言語』の最終章の「思想と言葉」では、ヨハネの福音書の「はじめに言葉ありき」に代わって、ゲーテが「はじめに行為ありき」と述べていたことに言及している。それでは、ヴィゴツキーは行為についてどのように考えていたのだろうか。ヴィゴツキーは、モノと人とに主体が直接関わることで精神活動が行われ、人間精神が形成されてくるという「対象的行為論」を人間の活動の基本に位置づけている。対象行為は

人間の場合は言葉による関わりであり、また同時に言葉以前の身体や情動反応を含んだ広い意味での行為である。だから、ヴィゴツキーにとっては言葉なのか行為なのかという「あれかこれか」の二分法的な分類ではなく、行為と言葉は連続的なもの、円環的な形で展開している。しかもそれらは過程であるから切り離した形で固定的に存在していない。

　ヴィゴツキーは行為と言葉とは連続的、重層的な形で一つの過程の中で行われるものとした。だからヴィゴツキーはゲーツマンの意見について次のように述べている。「かれにとって言葉は、行動の最高の表現の比較した時にも人間の最高の段階を示すものである。もちろん、かれは正しい。言葉は最初にあるものではない。最初にあるものは行為である。言葉は、発達の最初よりもむしろ最後を形成するものである。言葉は、行為に桂冠をいただかせる最後のものである」(邦訳pp.432-433)。

## (2) 言葉と思考の活動から意味、そして内的思想の世界へ

　言葉と思考との相互連関から生まれる言語的思考が意味世界を作り、他者に向けた言語活動が同時に自己の内言という内的活動が言語的思考になっていく。内言という主体の内的側面が思考、そして思想の世界を作っていくうえで重要な働きを担っている。ヴィゴツキーは『思考と言語』の最終章(第7章)「思想と言葉」で次のように述べている。「思想と言葉との関係は何よりも物ではなくて過程である。この関係は思想から言葉へ、言葉から思想への運動である」(邦訳p.366)。この後、次の有名な言葉が続く。「思想は言葉で表現されるのではなく、言葉の中で遂行される。だから、思想の言葉における生成(有と無の統一)ということを、われわれは語ることができよう」(邦訳p.366)。この文で、「思想は言葉で表現されるのではない」と述べていることは、言葉が思想に一方的に作用する固定的な関係になっていないということである。思想と言葉は、双方向の動きの流れや運動として「遂行」される。「すべての思想は、運動・流れ・展開をもつ。一言でいえば、思想は、何かの機能を遂行し、何かの作業を行ない、何かの問題を解く。この思想の流れは、いくつかの次元を通じた内面的運動として、思想の言葉へ、言葉の思想への移行として行われる」(邦訳p.366)。

　ヴィゴツキーは言葉と思想の関係について、思想として構成されているものがすべてであるとか、ことば(「話すこと」)で表現されるものは思想内容に従属的に従っているに過ぎないとする発想は間違っていると言う。「ことばの構成は、思想の構成の単純な鏡のような反映ではない。それゆえ、ことば

は、レディー・メードの服のようにして思想に着せられることはできない。ことばは、既成の思想の表現に奉仕するのではない。思想はことばに転化する時、けずり直されたり、変形させられたりする。思想は、言葉で表現されるのではなく、言葉で行われるのである」(邦訳 p.368)。ここでも思想はことばの中で遂行されていることを繰り返し指摘している。

　ここでヴィゴツキーが議論していることは言葉の意味についての本質的な問題であり、これまでも言葉の意味とは何かをめぐって何度も議論されてきている。このことで重要な問題提起をしているのがウィトゲンシュタインで、彼は「意味の対象説」を否定し、それに変えて「意味の使用説」を主張している。これは彼の主著である『哲学探究』の前に書いた『青色本』で述べていることで、その後の『哲学探究』で述べている彼の言語をめぐる基本的立場である。「意味の対象説」というのは、言語は対象の意味を直接説明するというもので、たとえば「名詞に対応する物」を探し求め、それで語の意味を説明しようとする立場である。彼にとってそれは誤りであり、語の意味とは、現実においてその「語の使用」から説明されるというものである。彼が例として使っているのが「リンゴ6つ」と書かれた紙を八百屋に渡した時、八百屋の主人はこの紙に書かれたものをみて、棚からリンゴを探していく。リンゴを探していくという作業、つまり紙に書かれている語にふさわしい行為としての意味を示していることを理解するというもので、「語の使用」が適切になされることで語の意味は確定していくということである。言語はこのように、買い物や食事といった日常の、かつ具体的な場面における活動によって意味が与えられていることをウィトゲンシュタインは強調する。

　あるいはウィトゲンシュタインは、言語は単に意味を運ぶだけの運搬装置ではなく、言語ゲームとしてそこで必要となってくるものを伝え、この実践によって言語の意味が確定してくるとも言う。この考えはヴィゴツキーが言語は単に思考とその意味内容として確定してあるものを運搬するものではないと述べていたことと同じ主張である。なお、ウィトゲンシュタインの言語論については、本書の最終章の第7章で、言語を行為として論じる立場の研究の中でみていく。

　ヴィゴツキーは、言葉と思考の活動によって「思想」が具体化されるとした。彼は『思考と言語』の最終章で「思想」という言葉を何度も使っているが、彼が指摘するように、「思想」は動き、運動をしているもの、生成の働きをしているものであるから「思考すること」とほぼ同義である。もちろん、「思想」は目的意識や志向性、さらには価値意識といったものも含んだ主体

の活動を方向づけていくものであるから、単に「思考する」という活動そのものよりももう少し広い意味を含んでいる。

　言葉が思考という活動を支え、また思考することが言葉の活動を動かしているというように、両者は密接不可分な関係になっている。言葉は日常の思考活動と思想を考えるうえで最も重視すべきものであり、言語機能の回復をめざすリハビリテーションにとっても日常の会話としての言葉の回復はコミュニケーションの改善だけでなく、本人の日常の思考活動にとっても大きく影響を与えている。さらに、言葉は具体的な思考活動とその内容を超える形で存在している意識や自己の形成とも関わっている。このことを次にみていこう。

## (3) ことばと思考活動としての意識

　ヴィゴツキーは、言葉の問題を思考活動と関連づけることだけで終わらせようとしたのだろうか。彼は『思考と言語』をまとめるにあたって、この研究でめざそうとしていたことは意識の心理学的研究の解明であったと言う。『思考と言語』の最後の部分で、彼は言葉の本質を論じていくことは個別具体的な思考内容それ自体の限界を超えて意識について論じていくことだと言う。「思考とことばは、人間の意識の本性を理解する鍵である」し、また「言葉は意識の二、三の機能のなかでではなく、意識全体のなかで中心的な役割を演じるもの」（いずれも邦訳p.433）である。

　ヴィゴツキーは、言語という記号ははじめに外的な存在としてあるものを自己の活動の手段として使って外的な対象に働きかけ、その結果として何事かを作り出し、そこから反省的思考や表象が生まれてくると言う。この表象が次の計画的な実践となり、それが意識をもたらす。もう少し具体的な例で考えてみよう。ヴィゴツキーが言葉と意識の関係を考える時に参考にしたのがマルクスである。マルクスは『資本論』の労働過程（第1巻、第3篇の第5章、1984）で次のように指摘している。「蜘蛛は、織匠の作業にも似た作業をする」に始まる文章である。マルクスは、人間が労働の中で自然を変え、また同時に労働は自分自身も変えていくこと、そこに人間の労働の本質的特徴と意味があると言う。蜘蛛は織匠と似たような蜘蛛糸を張るし、蜜蜂は作った蜜房の構造として建築師を赤面させる。だが、建築師は取り組む前に仕事の手順やできあがっていく様子を事前に頭の中に描いている。自己の中にある建物の見取図、あるいは仕事の手順を表象として立ち上げている。そしてこの表象によって自分の行動の仕方を決め、仕事の目的を実現している。人

間は労働の中で経験として学び、同時に経験によって必要なことを表象として創り出していく。このことをヴィゴツキーは「二重化された経験」と呼んでいる。手の動作や材料を作り変えていく中で行ったものを、人間（労働者）は動作や材料モデルとして想像しながら仕事をしていく。このような「二重化された経験」が人間ならではの能動的な適応形態を発達させている。

　このように指摘して、ヴィゴツキーは人間が仕事の過程から得た表象を主体的に使い、労働に向かう目的と意志を持って対象に向かっていくと言う。それが人間の最大の特徴であり、人間は意識を持ちながら仕事を進めている。まさに人間が持っている意識の働きである。ヴィゴツキーは意識の発生をこのようにみた。そして、そこに深く関わっているのが言葉を使った対象に向かう実践的な関わりである。

　それでは、ヴィゴツキーは言葉と自己意識の関係をどのように考えたのだろうか。彼は自己、あるいは自己意識は身体との関係で言えばそれは非現実的なもので、それは身体的なものの集合に対しては何も加えることなく身体から独立したものであるとする。自己はあくまでも非物質的なもので具体的なリアリティを持ってはいないが、同時に自己意識は他者と身体的な関わりを通して具体的な形で社会的な関係として存在している。したがって、自己は私たちの中にある社会であり、ある種の社会的な結合である。個人の存在は社会的な関係のみに還元されるだけなのかというとそうではなくて、その関係は内面に移され、人格の機能とかその構造の形成へと変えていく。自己と社会とは相互に連関している弁証法的な関係と捉えることができる。

　言葉と意識について、ヴィゴツキーが結論としてまとめていることを確認しておこう。『思考と言語』の最後の文章である。「意識は、太陽が水の小さな一滴にも反映されるように、言葉の中で自己を表現する。言葉は、小宇宙が大宇宙に、生きた細胞が生体に、原子が宇宙に関係するのと同じ仕方で、意識に関係する。言葉は、意識の小宇宙である。意味づけられた言葉は、人間の意識の小宇宙である」（邦訳p.434）。言葉はより広い人間を囲んでいるヒトとモノが織りなす世界、社会・歴史的な文化的世界といういわば大きな宇宙を反映し、それらとは相即的な関係として存在し、活動し続ける内的な意識世界を創り出していく。そこには大宇宙にあるものを独自な形で写し込んだ意識という小宇宙がある。これが人間の意識である。

　本書では、この後の第5章でバフチンの言語論と対話論をみていくが、バフチンたちも言語的対話活動によって個々人の中で意識が生れてくると論じている。バフチンたちとヴィゴツキーの意識論の違いは、ヴィゴツキーが言

葉と思考活動との関係の中で特に言葉は感覚を超えて思考へと移行すること
を可能にするもので、それはとりもなおさず意識の世界へと進んでいくこと
だとした点である。言葉の役割を強く位置づけたところがヴィゴツキーの意
識論の特徴であり、バフチンたちの意識論との違いでもある。

## （4）内言と自分のことばの働き

　ことばは本来的に他者と対話する手段として使われるが、それが思考とつ
ながっていく大きな転換になっているのがことばの「内言化」である。内言
は自分のことばとして自分に向けて話していくことであり、思考するという
活動でもある。しかもこのことばは「語の意味」という自分なりの意味づけ
をしたものと、「語の語義」という社会的に共有されている意味も同時に
持っているということで、そこでは自分の内的な意味世界を作ると同時に、
社会的にもつながりを持ったものにしている。
　言葉の2つの側面について確認をしておこう。「語の語義」と「語の意味」
の2つである。「語の語義（meaning）」は言葉の意味が社会的に分け持たれ、
他者とも共有可能になっているもので、辞書に書かれている語の定義と言わ
れるものである。これに対して、「語の意味（sense）」の方は、「語の語義」
を元にしながらも、言葉の意味を自分なりに意味づけ、自分の思想を加えた
ものである。社会の中に位置づけられる個人の意味世界ということである。
もちろん、この2つの側面は同時に起きており、判然と区別できるものでは
ない。言葉によって自分の考えを形にしていくことと、社会的にも共有可能
で、社会的にもふさわしい言葉を選んでいくことの2つは、まさに同時に起
きている。これが、私たちが日常の生活の中で思考しながらことばを選び、
ことばとして外に出すことで自分の考えをはっきりさせていく実際の姿であ
る。他者と対話可能なことばと意味の共有をめざしていこうという活動であ
る。
　このことを、失語症になった人の日常生活におけるコミュニケーション活
動と関連づけて考えてみよう。失語症の人が自分に残された少ない単語やこ
とばにならない声、プロソディーを使って自分の考えや意志を何とかして周
りの人に伝えようとする。それらは、自分なりの「語の意味」の表現であ
る。だが、それらは時には周りの人にとっては何を表現しているのか分から
ず、意味の共有が不可能になっている。「語の語義」となっていないのであ
る。だが、失語症の人が言いたいことを周りの人が推測し、了解可能になっ
た時にはそれは家族やコミュニティという小さな社会の単位の中では社会的

に共有可能な「語の語義」となっている。

　たとえ不完全なことばを使ったとしても、そのことばで伝えたいことを周りの人が理解していくこと、応答することが失語症になった人のコミュニケーションを可能にしている。こうした体験が周りの人とつながっているという実感と自信につながっていくことが、失語症の人が日常を送るために大切なことだろう。だからこそ一方の、内言としてのことば、このことばによって自らの「語の意味」を作っていくことが、まさに日常生活の最も基本にある活動だということを確認しておきたい。

## (5) ことばの述語主義

　話しことばは、他者との間での対話の形をとる。そこでは対話の具体的な状況や、相手の顔や表情、ふるまいからことばの裏にあるニュアンスを感じとる。状況の共有があるとことばが省略されて使われることがある。お互いが分かっていることはことばで確認をしないで済むからである。会話の中で発話者である主語がしばしば省略されるのが話しことばの特徴でもある。それはヴィゴツキーが述語主義と呼んでいるもので、主語なしの動作＝述語を中心にしたことばである。自分たちが電車の来るのを待っている時、電車が来たことを「来たよ」というだけで、そのことばの意味は相手に伝わり、了解可能になる。お互いが共通の目的を持っているから、主語は省略しても構わないのである。

　内言になると話しことばの省略がさらに進む。自分のことばであるからどんどん省略されていく。内言の構文的特徴としてことばの音声的な形相的側面が限りなく単純化され、凝縮し、音としては消えていく。これに反比例して言葉の意味的側面の方が主要なものになってくる。「内言は、主としてことばの意味を操作するのであって、音声を操作するのではない」（邦訳p.414）ということである。ことばは内言として働くことで言葉の意味世界を作っていく。

　ヴィゴツキーの述語主義を新しい形で展開している言語人類学の研究として、言語人類学を代表するシルヴァスティンとハンクスの研究がある。なお、彼らの研究については本書の第6章と第7章の失語症のコミュニケーション研究を論じているところでとりあげるので、ここではその研究の概略をみていくだけにするが、彼らは普段の会話ではけっして言語表現として文法規則に則った完璧なことばなどを使っていないと言う。たとえば、日常の会話では「これ」「あれ」「あそこ」といったことばや「あの人」「彼はね」と

いったように対象を直接指示していることばをしばしば用いている。これは「ダイクシス（deixis）」と言われるもので、日本語では「直示詞」とか、単に「直示」と呼ばれている。「ダイクシス」による表現だけでは何を指しているのかは不明であるが、場面や状況を共有している者の間では了解が可能になっている。たとえば「あれ持ってきて」という求めに対して、「あそこにあるよ」と答えたりするのは日常会話の一コマである。「ダイクシス」は通常の言語規則では説明できない範疇のもので、彼らは「ダイクシス」の持っている「指標性（indexicality）」の機能は、「記号表現」としてのことばと「対象（指示物）」との固定的な関係としてみるという発想ではなく、文脈や状況、あるいは地域性という場の中でことばは生きて働いていることを指摘している。

　失語症になり十分にことばを使えなくなって「あれ」「これ」といった短いことばを使っている場合であっても、文脈と状況を共有している人たちの間では意味を共有するものとしてことばは機能している。ことばはそれが使われる具体的な文脈の中に置かれることでその機能を論じることができるということであり、それはまさに言語人類学の研究テーマであり、同時に失語症のコミュニケーションを議論していくうえでの大切な視点である。

## ③ ヴィゴツキーの心理学理論の根幹にあるもの：文化的発達論と心理システム論

　ヴィゴツキーの心理学理論の最大の特徴である文化的発達論と、それを可能にしている文化的道具論についてみていこう。人間は遺伝や生得的なものだけに頼って生きるという自然的発達だけでなく、文化的なものに支えられて人間としての発達を実現してきたというのが、彼の発達と学習に対する考えである。

　人間の精神とその発達の中で起きていることの具体的な説明として、彼は複数の異なった機能が連関し合うことで新しいものが人間心理として生成されてくるとした。彼は道具とそれが果たしている役割も心理システムの考えが当てはまると言う。道具という外部にあるものを自分の活動のための道具としていく過程はモノ＝外部と自己＝内部の異なった機能の連関として起きている。

### （1）文化的発達論と文化的道具論
　人類の活動は、他の動物とは違って、長い歴史の中で自らの経験を蓄積してきた。またそれらを精緻化して文化的道具としたものに支えられ、またそ

れを能動的に利用していくことで大きな飛躍を遂げてきた。遺伝や生得的なものだけに頼って生きるという自然的発達の限界を超えて、自らの能力と行動を大きく広げた文化的発達へと人間を向かわせた。これが文化的発達という、人間だけにある特徴である。

　もちろん、高等動物のサルも道具を使うことは良く知られている。だが、チンパンジーは自分たちが新しく経験で学んだことを身近にいる仲間が模倣することで小さな集団内での行動の変化と経験の蓄積をすることはあっても、それを広く、また時間を超えて伝播していくようなことはしない。類人猿には人間が使用するような言語能力がないので、具体的な場面や状況にいなかった者にそれらを伝えていくことはできない。

　人間は具体的な場面や状況を超えた意味を表現し、広く他者に伝え、情報を共有、蓄積する言語を持っている。これが文化を形成し、文化の中で人間は独特の能力を発達させてきた。

　ヴィゴツキーは、人間の文化的発達を論じる際にチンパンジーの問題解決学習の仕方をケーラーの『類人猿の知恵試験』をつぶさに読み、人間と動物の学習行動を比較している。ケーラーの『類人猿の知恵試験』(1917) では、チンパンジーは高い所に吊るされたバナナを取るために棒を使ったり、リンゴ箱を重ねて踏み台に利用して使用問題を解決するという実際的な問題解決はできる。だが、チンパンジーには視野の中に棒がない時にこれを使うという発想は起きないし、チンパンジーのチカは仲間のテルチュラが箱の上に座っているとこの箱を踏み台として使うことはできない。チンパンジーの解決行動は、視覚的な状況や構造に支配されてしまっている。

　ヴィゴツキーは、これと似たような場面で果物をネットで遮断して、この果物に子どもが手を伸ばして取るという課題を設定して、子どもの解決行動を観察した。チンパンジーと違って子どもはことばでどういう行動をとったらよいか、そのことをことばで計画をしながら考え、問題を解こうとした。子どもは実際的な場面に拘束されないで自由に考えことが可能であったが、この行動を支えているのが言葉とシンボル的記号という心理的道具であり、その使用である。

　人間は自然に支配されているだけではなく、道具を使って自然に働きかけ、それを変化させる。それは労働という形をとるが、ここから自分自身の中にある自然的なものも変化していく。つまり意識が生まれるということである。人間の意識は自然を他のものへと変えていく「外化態」として発生している。

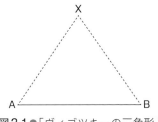

図3.1●「ヴィゴツキーの三角形」

　ヴィゴツキーは『心理学における道具主義的方法』(1930) で、文化的道具を心理的道具とは機能的に異なるものとし、技術的道具をあげてこれらの2つを区別している。技術的道具は、客体そのものに働きかけ、何らかの変化を起こさせるノミ、カンナといった類のものである。それは人間の活動と外的対象との中間項にあって、物を変形し、加工し、新しいものを作っていく。技術的道具は私たちの自然的な適応の過程を変えるし、自然の諸過程を統制していくことに与っている。

　ヴィゴツキーは『子どもの文化的発達の問題』(1928) で、これらの文化的道具は人間の活動を支え、またその活動内容を変えていく媒介手段として機能していると言う。彼は心理的道具の働きを、子どもが記憶の課題を解く時に補助手段としてカードを使うことを例にして説明している。単語をそのまま機械的に憶える自然的な活動ではなく、単語を物語として憶え、それを構造化しやすくする絵カードを使わせると記憶が向上していった。主体 (A) の子どもと記憶材料の対象 (B) との結合が媒介手段としての絵カード＝道具 (X) によって別の結合へと変わっていったのである。このことを図で表したのが、いわゆる「ヴィゴツキーの三角形」である (図3.1)。

　「ヴィゴツキーの三角形」は他の多くの活動内容やその形態にも広く当てはまることで、かつてフランシス・ベーコン (Bacon, F) が『ノヴム・オルガヌム（新機関）』(1620) で述べていた言葉、「素手もひとりに任された知性もあまり力をもたず、道具や補助によって事は成しとげられる」と述べていることにもそれが表れている。この媒介手段としての道具によって人間の活動が変わっていくということは、人間は文化として蓄積してきたものを利用していくことで発達を実現していること、そこで起きていることを発生的に分析していくことを意味してもいる。

## （2）心理システム論

　ヴィゴツキーが発達の基本原理として位置づけているのが複数の異なった機能間の連関である。彼の心理システム論と道具的媒介論は、リハビリテーションでもしばしばとりあげられている。ここでもう一度確認をしておきたいのは、道具という外部性として主体の外にあるものに私たちは一方的に支配されているわけでないということである。その意味で、ヴィゴツキーは道具に媒介されながら人間は主体的に行為をするという視点を忘れなかった。

### ① 心理システムとは

　ヴィゴツキーは、人間の精神活動やその発達変化は次のように考えるべきだと言う。「変化と修正は機能間の関係、結びつきで起こるものである。前の段階では見られなかった新しい組み合わせが生まれる。だからある段階から次の段階へと移行していくことは本質的には機能内変化（intra-functional change）ではない。大事なことは、諸機能間の変化（inter-functional changes）、機能間の結合、機能間の構造の変化である。このような機能間の新しい柔軟な関係が発生することを心理システムと呼ぼう」（英文p.92）。これが彼のシステム論の定義である（『心理システムについて』、1930）。

　ヴィゴツキーは『思考と言語』の第１章でも、心理学の分析ではしばしば複雑な心理過程全体を要素に分解して論じることがあるが、それではその本質が見失われてしまうと警告している。たとえば彼は、水を水素と酸素に分解してばらばらに扱ってしまうと、水という火を消す働きがあるものを水素と酸素という燃えるもので説明してしまうことになり、水を正しく説明できなくなってしまう（邦訳p.16）と指摘している。このように、要素だけでは全体の固有の性質を扱うことができず、そこにはシステム的発想が必要である。

　ヴィゴツキーは、システム的連関が人間の精神活動にどのように機能しているかを、具体例をあげて説明している。感覚と運動の２つの過程とその統一では、人の感覚と運動は基本的にはそれぞれ独立してはいるものの、それらはけっしてばらばらな動きはしていない。分化と統合の２つの複雑な機能的連関であり、まさにシステムとして統合されている。このシステムが壊れる一種の病理的現象が起きた時、異常な身体感覚が生まれてくる。彼が知覚の崩壊としてあげているのが「ペッツル症候群」である。「ペッツル症候群」については脳神経科学者のオリヴァー・サックス（Sacks, O）が『左足をとりもどすまで』（1984）の中で自らの経験をもとにして説明している。サックスはこの著書の中で、自分が感じた左足への異常な感覚を述べている。彼は

登山で滑落事故を起こし、左足の大腿四頭筋腱断裂の重傷を負い、足の筋肉神経の障害を受けてしまった。彼はしばらく足にギプスをはめた生活を送っていたために、左足の運動機能が奪われ、自分の左足がまったく自分のものと感じられなくなるという異常な感覚を経験する。足が無機的な物体となってしまったかのような疎外感である。ギプスを外す時にも自分の足そのものが外れるように感じた。その後、時間をかけて彼は自分の足の感覚と運動感覚を回復していくが、自分の経験したことはまさにオーストリアの精神科医であるオットー・ペッツル（Pötzl, O）の言う症候そのものであった、と書いている。

## ② 精神間機能と精神内機能の間の往還

　ヴィゴツキーは、システム的再編の視点から人間精神の形成過程を具体的に論じることができると言う。それが精神間機能から精神内機能への移行である。社会的、集団的な中で起きている行動の集団的形態である精神間の出来事から個人の内的過程の精神内変化というシステム的再編として人間精神の形成と発達が行われる。この精神間から精神内への移行という考えは、フランスの精神科医ピエール・ジャネ（Janet, P）の『文化的発達の一般的発生法則』を参考にしたものである。

　もう少し詳しくみていこう。「精神間」という社会的活動は、「精神内」という主体の側での変化となっていき、精神間を通して経験したことの意味を自分のものへと内化していく。ヴィゴツキーの言う「心内化（プリズヴァーニエ）」であるが、はじめは外部にあったものを自分の中に取り込み、使用可能なものにし、最終的には自分のものとするという主体化である。「自分のものにしていく」という言葉に表れているように、外部にあったものをただ機械的に移行させるだけでは発達や学習は実現しない。

　ヴィゴツキーにとっては、この精神間機能から精神内機能への移行は、彼の発達の理論の根幹になっているもので、『文化的・歴史的精神発達の理論』（1930-31）でも詳しくとりあげている。ここで注意をすべきなのは、彼の言う精神間から精神内へは一方向だけの移行を述べたものではないということである。たとえば、彼が教室の学習を例にして精神間と精神内の機能間の連関を論じたものに『思考と言語』やその他の論文でも詳しく述べている「発達の最近接領域論」がある。これを使って2つの機能が往還していることを考えてみよう。

　教室で子どもが問題を解く時に、教師の教示やヒント、あるいは仲間との共同の中で助けられ、その指示を受けて取り組んだ時には、発達的に進んだ

解決が可能になってくる。この成熟しつつある発達の水準が「発達の最近接領域」である。「自主的に解答する問題によって決定される現下の発達水準と、子どもが非自主的に共同の中で問題を解く場合に到達する水準とのあいだの相違が、子どもの発達の最近接領域を決定する」(『思考と言語』邦訳p.298)。このように、「共同の中、指導のもとでは、助けがあれば子どもはつねに自分一人でする時よりも多くの問題を、困難な問題を解くことができる」(邦訳p.299)。教師や仲間との相互作用による精神間の活動が、個人の学習変化を促していく精神内の活動へと移行していく。だが、この個人の変化(内化)は新しい仲間との協同の活動に変化を起こしていく。引き続き精神内から精神間へと向かう動きが出てくる。協同の活動は精神間と精神内の2つの局面がいつも連続的な過程として起きている。

　このことは、そのままリハビリテーションでセラピストと患者との間で起きていることに当てはめることができる。セラピストの働きかけを通して患者の中に新しい学習という変化が起き、それはまた新しいセラピストとの協同の学習活動の変化を導いていく。ここでも精神間と精神内の過程が連続に起きている。

　ヴィゴツキーは、「発達の最近接領域」では学習者の模倣活動が不可欠なものだとも言う。そこで重要になるのが模倣の対象となる情報が学習者に提示されることであり、それを自己の中へと取り込んでいく活動である。ヴィゴツキーは学習の目標としていまだ自分には十分にできないものが提示され、それを模倣してみた時に、自分はまだ十分にはできないことを実感する。この気づきがあってこそ、それができないことを克服しようという学習や発達の目標になってくる。

　これまで、模倣についてはともすると同じものを真似するという受け身な活動として扱われることが多かった。そうではなくて、模倣という活動は、学習すべき内容を模倣の対象として出されたものを通して学習や発達へ向かう動機を生み出している。それは、学習者の中に「発達の最近接領域」が作られることでもある。ヴィゴツキーの発言である。「学習心理学全体にとっての中心的なモメントは、共同の中で知的能力の高度の水準に高まる可能性、子どもができることからできないことへ模倣を通じて移行する可能性である。発達にとっての教授−学習のすべての意義はここに基礎をおく。これが、実を言えば、発達の最近接領域という概念の内容を成すのである。模倣は、これを広い意味に解するなら、教授−学習が発達に及ぼす影響の実現される主要な形式である」(邦訳pp.301-302)。

　ヴィゴツキーは、模倣を半分は主体の活動、そしてもう半分は教授－学習
場面で学ぶべき内容で、内的なものと外的なものの2つの折り重なりの中で
コトが起きるものとした。そこでは、具体的な教授と学習として学ぶべき教
科内容と学習の目標が設定され、同時に学習者自身が活動の方向を見定めて
いくことが可能になる。これはほとんどリハビリテーションの学習場面その
ものでもある。

　もう少しヴィゴツキーが教授と学習について強調していることをリハビリ
テーションにおける訓練や学習と関連づけて考えてみよう。ヴィゴツキーは
『思考と言語』の第6章で、学校における教育の基本目標として、学習者が自
らの生活経験で身につけてきた知識（生活的概念）を基礎にしながら、同時に
生活経験という狭い枠を超えてより科学的、体系的な知識と理解へと進んで
いくことだとした。それを援助するのが教育の役割である。ヴィゴツキー
は、学校教育の中では、子どもが持った自然的概念をもとにした理解と科学
的概念は異なる2つの道が交叉しているが、そこで子どもの内面的な理解の
過程では互いに補い合い、結びつきながら進んでいくのだと言う。彼の発言
である。「下から上への自分の発達の長い歴史を歩んだ生活的概念は、科学
的概念の下への成長の道を踏みならす。なぜなら、それは概念の低次の要素
的特性の発生に必要な一連の構造を作りだしているからである。同じよう
に、上から下への道程のある部分を歩んだ科学的概念は、そのことによって
生活的概念の発達の道を踏みならし、概念の高次の特性の習得に必要な一連
の構造を用意する。科学的概念は、生活的概念を通じて下へ成長する。生活
的概念は、科学的概念を通じて上へ成長する」（邦訳p.317）。

　この文章でヴィゴツキーが述べていることは、教育の場でも、より一般化
可能性を持った科学的概念で自然的概念を置き換えてしまうことだけをめざ
そうとしたものではない。大事なのは科学的概念の重要性を学習者が「自覚
すること」である。要するに、概念として個人の狭い範囲や、そこだけで通
用するものではなくて、より広い科学的概念を持つことによって自分の認識
の幅を広げていくことである。これが子どもの発達と学習を動かしていく主
要な力である。子どもに与えるものは何でも良いということでなく、体系化
を促すものが必要である。それが科学的概念へと導く教授の役割である。
「自覚は科学的概念の門を通って現れる」（同上ページ）。ここに教授の役割が
ある。そして何よりも、子どもの側に自覚化が起きることである。

　このことをリハビリテーションで、患者がもう一度身体運動、そして言語
運用能力を取り戻していく再学習として考えてみよう。患者がそれまでの生

活経験を通して確立してきた諸能力を失いながらも残されている運動技能や言語能力を支えにして、自分の活動と表現の自由度を広げ、より合理的な活動をもう一度確立していくことである。前の「より広い科学的概念を持つことによって…」の文章を、リハビリテーションにおける患者の再学習の活動に置き換えて書き直してみよう。「**より自由度の高い運動と言語能力を持つ**ことによって**自己の身体性と認識の幅を広げていく**ことである。これが**患者の発達と学習を動かしていく**主要な力である。**患者に与えるものは何でも良い**ということでなく、**自己の身体像と言語の使用の体系化**を促すものが必要である。それが**患者の再学習の確立**へと導くリハビリテーションの役割である。自覚は**優れたリハビリテーションの門を通って現れる**。ここにリハビリテーション実践の役割がある。そして何よりも、**患者の側に自覚化が起きる**ことである」。

## 4 ヴィゴツキーの層理論

　心理システムの考えは、新しい精神活動とその内容が生成していく過程を説明するものだが、このシステム生成を比較的長い時間の中で捉えた時には古い層にあるものと新しい層にあるものとの関係が問題になってくる。彼の人間精神とその内容を複数の層としてみていく「層理論」である。
　ヴィゴツキーは、人間の精神を単一の変数や一つの構造で説明するのではなく、複数の心理機能が時には下位のものと上位のものとが層構造になっており、これらが相互に機能的に連関して一つのシステムとして働いていると考えている。『心理システムについて』と『思春期の心理学』(1930)、そして『思考と言語』で確認していこう。

### (1) 人間発達の下層と上層
　ヴィゴツキーは、精神障害の一つである統合失調症は心理システムの変容によるもので、高次の機能のところで崩壊が起こり、心理内部にあった下位の機能が出てきてしまうためだと言う。統合失調症はできあがっていた心理システムの一部が崩れて、前にあったプリミティブな生活様式が前面に出てきたことによる。これと方向が異なっているのが思春期の不安定な感情で、必要な心理システが形成されていく途上で起きる、つまり下から上へ向かっていく過程で生じているものである（『心理システムについて』邦訳p.27）。彼は思春期の意欲の減退の問題を論じたクレッチマーの考えを使って、心理シス

テムの機能連関の問題を述べている（『思春期の心理学』の第3章「思春期の高次
精神機能の発達」）。

　ヴィゴツキーが使っているのは、クレッチマーの『医学的心理学』（1927）
である。意欲の減退は、青年期にも、そして大人にも現れるが、それは目的
を喪失して、目的達成のために必要な行動を制御していくことが弱くなって
生じるもので、ヴィゴツキーはまさにこれは心理システムの結合が弱くなっ
たことを意味していると言う。ヒステリーの場合も自分の行動をシステム的
に制御するのが弱くなって、自分の世界に閉じこもり、内的防衛という形に
なってしまったためである。

　ヴィゴツキーは、さらに「1歳の危機」で、子どもが自分の希望通りのこ
とがかなえられない時にしばしば見せる床に寝転んで抵抗し、泣き叫ぶと
いったことや、「3歳の危機」で幼児が赤ちゃん返りをして幼い段階に逆戻り
をして夜尿をしてしまう場合も、かつてあった「下層」の意志が発現するこ
とによるとしている。ヴィゴツキーは「下層」という表現を使って、心理シ
ステムとして複数のものが子どもの意志的世界を支配していて、時には心理
システムの中の「下層」にあったものが行動となって発現したことによると
説明している。このように、人間心理の中には経験したものがいくつかの層
となって存在している。

## （2）失語症にみる言語発達の逆の移行

　ヴィゴツキーは失語症について、『思春期の心理学』の第3章「思春期にお
ける高次精神機能の発達」で、上の層にあった機能が崩壊したことによって
生じていると説明している。ヴィゴツキーがここで失語症としているのは、
健忘失語、ないしは失名詞失語のことで、対象についての名詞が言えなくな
る喚語困難や呼称の障害である。ヴィゴツキーが健盲失語に注目するのは、
名詞は概念形成の過程では高次な抽象的な記号処理の結果によると考えたこ
とによる。

　健忘失語になった時には「鉛筆」という名詞の代わりに「紙に字を書くも
の」といった用途や動作で表現して、いわば概念形成の過程の前の段階の、
述語や動詞を使った表現の仕方に戻ってしまう。だからヴィゴツキーは健忘
失語を概念形成の高次機能の複雑な結びつきが弱くなって、早期の発生的段
階にまで降りてしまうことによると言う。このようなヴィゴツキーの指摘
は、先の2つの章でとりあげたフロイトとヤコブソンも共通して指摘してい
る発達の前の段階に戻ってしまったことによるという説明と同じである。

　ヴィゴツキーは失語症の一つの健忘失語を概念的思考の障害、つまり一つ前の発達段階に戻ってしまったものとしているが、さらに彼は文化的発達の問題として概念を使用しないで事物の分類をしていた人たちと共通な反応がみられるという説明もしている。これは、ヴィゴツキーとルリヤと共同で1930年に調査をした中央アジア・ウズベキスタンの人たちの認識の文化比較研究で明らかにしたものである。この見解はルリヤが『認識の史的発達』（1974）としてまとめたもので、次の章で詳しくみていくが、ウズベキスタンの人たちのものの見方が具体的な経験に依存している概念以前の段階にあることを指摘したものである。ヴィゴツキーとルリヤはウズベキスタンの人たちに毛糸の色の分類をしてもらったが、学校教育を十分に受けていない人たちはカテゴリー的な色の名前ではなく、自分たちの身近にある事物についている色でその名前を理解し、表現していた。たとえば、サクランボ色とかスミレ色といった名前をつけて、似た毛糸の色を一緒にする、というようなことである。これと同じような反応は失語症になった人にもみられるということで、基本的には赤という色調でも少し違った赤色をしたものをまとめるというカテゴリー的な反応が難しくなっている状態である。

　失語症の問題をカテゴリー的思考としてみると、患者は色には名前があることももちろん知っているし、単語を忘れてしまっているのではなく、概念の記号が空っぽになってしまっている状態である。そして大事なことは、言葉と結びついた概念的思考は単一の機能ではないということである。このようにヴィゴツキーが指摘するのは、言語中枢が壊れてシンボル機能による抽象的な理解ができなくなった症例について、ゲルプとゴルトシュタインはカテゴリーを認識・構成して行動するための態度の全体が障害されているとして脳の機能の全体論を主張していたが、ヴィゴツキーはこのような考え方ではなく、概念的行為と事物についての名前を言う言葉による行為とを複合した形で関連させていく統一が失われてしまったことによるとした。失語症患者では、あらゆる言語活動が破壊されるのではなく、対象を名づける単語に合わせて正しく物を選ぶこともできるし、彼らに目の前の対象に一連の名称を提示すれば、正しいものを選びとることもできる。というのも、このような操作は本質的に概念の記号としての言葉の理解を必要としないし、対象に対するカテゴリー的な関係も必要としないからである（『思春期の心理学』邦訳p.227）。

　一部の失語症患者は、前に述べたように概念的思考の前の段階にあった複合的思考に戻ってしまっているが、ここから分かることは、概念的思考の下

部構造、あるいは概念的な発達を準備するものとして複合的思考があり、概念的思考の段階になったとしてもその前にあった複合的思考を捨ててしまうようなことをしないで、いわば「入れ子式の構造」としてこれを残しているということである。だから、残っている前の段階に戻ってしまうということが起こる。ヴィゴツキーの発言である。「概念的思考は、複合的思考の中に自分の裏面を持っている。したがって複合的思考は、痕跡だけのおまけのようなメカニズムではなく、概念的思考の内的な構成部分なのだ」（『思春期の心理学』邦訳p.228）。

　そして、彼は次のようにも指摘している。失語症の障害の本質というのは、個々の単語の欠落なのではなく、概念の記号の使用法が変わってしまったということ、そして概念の発達として見出してきた複合から概念へという発生的継承を失語症の場合は逆の発達と崩壊によって裏づけられる（『思春期の心理学』邦訳p.236）。だから彼は、「脳の精神過程の実体となるのは個々のばらばらの活動領域ではなく、脳の器官全体の複合システムである」（『心理システムについて』邦訳p.33）と言う。この「複合システム」や「層構造」としてみるという考えも、彼の心理システム論によるものである。

　ヴィゴツキーの失語症についての考え方は、彼の最期の著書となった『思考と言語』で人間発達について辿りついたことを結論として述べていることとも関係している。『思考と言語』の最終章（第7章）で、彼は次のように述べている（ここではロシア語原文からの日本語訳の正確さを優先して柴田・訳ではなく、神谷・訳のものを使用する）。少し文章が長いが、人間精神と発達について、そして言葉の障害をどう考えるか示唆に富むものである。「ここで、私たちの分析は終了する。分析の結果としてもたらされたものを、一瞥してみよう。言語的思考は複雑な変動的全体だと、私たちには思われた。そこでは思惟と語との関係が、一連の内的平面を通過する運動として、ある平面から他の平面への移行として、顕わにされた。私たちは、もっと外的な平面からもっと内的な平面へと、分析を進めた。言語的思考の生きたドラマでは、運動は逆の道を進む－思惟を生み出す動機から、思惟そのものの形成へ、つまり、内的な語、後には、外的な語義、最後には語〔そのもの〕における思惟の媒介化へと進むのである。しかしながら、これこそが思惟から語への唯一の道であって、これがたえず実際に遂行されている、と考えるのは、正しくないであろう。その逆に、この問題での私たちの知識の現状では、きわめて多様で、数え切れないほどの、あらゆる平面から他の平面への・まっすぐな運動と逆の運動・まっすぐな移行と逆の移行、が可能である。しかし、今や

すでに、私たちはもっとも一般的な形で知っているのだが、あれこれの方向へ―動機から思惟を経て内言へ、内言から思惟へ、内言から外言へ、等々―と進むこの複雑な道における任意の点で途切れる運動も可能である」（神谷、2019、p.142）。逆の方向、そして発達が「途切れる」という指摘は重要なところである。この文章もヴィゴツキーが失語症について述べていたことと照らし合わせてみると、理解が容易になるだろう。

　ヴィゴツキーの説明は、現実に失語症の患者に接しながら治療に関わっている実践者や専門の人にとっては自明のことなのかもしれないが、あえて彼の失語症についての考えをここでとりあげたのは、失語症の症例から、人間精神の機能が複数の層の間の連関やそれらの間の働きとして、時には逆の方向に行ったり、停滞したりすることがあるということが示唆されているのではないかと考えられるからである。

## 5 具体的な存在としての人間： ヴィゴツキーの具体心理学と情動の理論

　ヴィゴツキーは人間心理を現実の社会の中で起きている具体的な活動の姿からみていこうとした。「人間の具体心理学」の議論である。

### （1）人間の具体心理学

　ヴィゴツキーは、マルクスとエンゲルスの言う人間とは社会的関係の存在であり諸個人の間の諸々の関係、間柄の総和であるという考えに従いながらも、同時に人間には社会的なものにすべて還元されることのないような主体の独自性があるとした。そこから彼は、社会の中にありながら個人として生き、活動しているその具体的な姿を描き出そうとした。ヴィゴツキーは人間心理と行動を具体性のレベルで捉えていくことで人間の本質が明らかになってくると考えた。

　人間は社会的諸関係を自己の内面へと移し、自らの人格の機能とその構造へと変えていく。ヴィゴツキーはその過程を次のような図で説明している（図3.2）。

　図式Ⅰは、いわゆる「ヴィゴツキーの三角形」で、主体は道具を媒介にして客体である物的対象と関わっている。媒介手段である道具は記号として働きを持つようになると図式Ⅱのように、2人のS1、S2の間で記号の意味を共有していく。さらに、図式Ⅲでは個人の内的世界では自己刺激としての記号は、脳の中で私S1と新しい信号的結合を媒介する働きを始めていく。そ

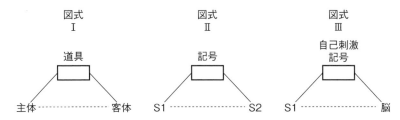

図3.2●媒介の道具から記号、そして自己刺激としての記号へ（『人間の具体心理学』）

れでは、どのように図式Ⅰから図式Ⅱへとなっていくのだろうか。

　図式Ⅰは、道具を使って客体である対象に働きかけることで対象を加工していく。ここでは主体は道具や対象に向き合っている状況で、あくまでもそれは個人の活動である。この過程はヘーゲルの言う主観的な即自の段階から対他への変化でもある。

　そして、図式Ⅱでは、S1とS2が2人の人間である場合には、2人が一つの状況の中で行為を共有することで行為から意味が生まれてくる。対他による客観的な表現による共有である。この時には2人は道具ではなく、行為の結果から生まれた意味として記号を共通に持つことになる。具体的な状況の中で行われる行為から記号へと変化していくこととその意味の共有である。図式Ⅲではさらに、自己の内的過程と脳の活動を制御する記号の働きへと進んでいく。

　ヴィゴツキーは、図式Ⅱの記号化の過程を次の具体的な例をあげながら説明している。『文化的・歴史的精神発達の理論』（1930-31）の中で使っている逸話だが、探検家のアルセーニエフが極東のウスリー地方を調査していた時、この地に住むウデヘの住民たちが中国人の李太官（リー・タンクイ）から迫害を受けていることをウラジオストックのロシア当局に伝えて欲しいと頼んだ。この時、一人の老人（S1）がアルセーニエフ（S2）に山猫の爪（記号）を渡し、私たちの頼み（O）を忘れないようポケットに入れておくようにと言った。記憶の手段としての山猫の爪が記号となって、2人に共通の媒介手段になっているというわけである。この逸話はウラジーミル・アルセーニエフ（Arsenev, VK）が書いた『ウスリー地方にそって』（邦題、『シベリアの密林を行く』）（1921）の最後の章「最後の道のり」に書かれているもので、ヴィゴツキーはこの1930年に再版された本を読み、それを使っている（図3.3）。

　図式Ⅱでは、記号は人と人をつなぐ社会的関係を担っているが、図式ⅡのS1とS2が一人の人間の場合には、記号は同じ状況の中で対象に働きかける

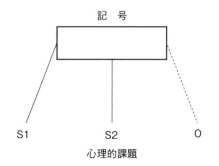

図3.3●記号としての道具と記憶の共有化（『人間の具体心理学』を改変）

という行為が記憶になり、言語的記号としての意味を持つようになる。道具
と客体としての対象は物質世界ではなく、心理的世界へと変わっていく。こ
の図式Ⅱの場合には、記号として他者とも共有可能になっている。この時、
客観的な世界に自己の主体的な活動も関わっていることが自覚されるという
意味でヘーゲルの対自の過程でもある。主体は社会的な存在でもあり、また
そこに個人の主体としての関わりが内包している。

　ここで、具体性について我々が時々陥りやすい誤った発想について指摘し
ておきたい。眼の前にあって手に触れることができる事物を具体的なものと
して捉えてしまっている。だが、この具体的なものは人に等しく同じ意味を
持ったものとして立ち現れていない。眼の前にあるものが自分にとって使え
る道具＝媒介手段になっているかどうかでこのモノが持っている意味は違っ
てくる。このことをうまく説明してくれているのが教育学者の上田薫であ
る。彼が学校教育の現場における教材の具体性について論じている中で述べ
ているものである（『社会科の理論と方法』、1952）。彼は手近にあるもの、手に
触れ、眼に見えるものを具体的と考えてしまうが、だが、これらが眼の前に
あったとしてもそれらに関心を持ったり、必要性を感じていない時には具体
的にはならないと言う。眼前に置かれたマッチの箱も、煙草を口にくわえた
人にとっては切実な具体性を持ったものとなっているが、そうでない人には
なんら具体的な意味を持たないのである（p.40）。このように上田は具体性と
いうのは切実な必要性、関心によって成立していると言う。前のところでも
ふれたヴィゴツキーが道具を行為のための媒介手段として位置づけたことと
同じ指摘である。

　ヴィゴツキーは『人間の具体心理学』（1929）で、人間の心理を問題にして

いく時には個人の活動と、そこで展開されている心理過程に焦点を当てなければ人間の本質を捉えることはできないと言う。彼は、具体的な生活の中で展開される人間の営みと意識世界をドラマと呼び、さまざまな出来事とそれらが相互に関連し合う動きとして生じてくる「こと」や「さま」をその発生の地点にまで戻って具体の姿として捉えようとした。人間は現実の社会では予測できないことに遭遇し、その中で心理的な葛藤に悩むこともある。彼はそれを内面世界で起きているドラマと呼んだ。

　ヴィゴツキーの、人間の内的心理世界をドラマとしてみていこうという発想は、フランスの哲学者のジョルジュ・ポリツエル（Politzer, G）が1928年の『心理学の基礎の批判』(邦訳名『精神分析の終焉』)で述べていたドラマや人格として人間をトータルにみていく考えを参考にしていた。もちろん、2人の考え方の違いはある。ポリツエルはドラマという概念で個人の全体的な生活を論じるという、いわば一人称的視点を重視するのに対して、ヴィゴツキーは一人称的な個人の心理世界と、個人が身を置いている社会的な場であるものを切り離してみていくことはできないとして三人称的世界の視点も同時に考慮している。いわば主観的なものと客観的なものとの間の相互作用であり、そこで起きる対立・葛藤も視野に入れている。

　このことをヴィゴツキーは一つの架空の話を使って説明をしている。罪を犯した妻を夫の判事が法廷で裁かなければならないという状況では、判事は社会的立場で職業的ヒエラルキーの中で思考を優先させることと、妻の夫というヒエラルキーの中では情動を優先させるという2つの間で衝突が起きる。まさにそれは複数の心理システム間の矛盾と衝突であり、これがドラマとして人間の内面で起きていることである。

## (2) 情動の理論

　ヴィゴツキーは、最期の著書となった『思考と言語』より少し前に『情動の理論』(1931-33) を書いている。『思考と言語』では人間の知性の形成と発達がことばと思考活動との連関の中で作られてくることを論じたが、これだけでは人間についての理解は十分ではなく、知性と情動という人間が持っている2つの大きな心理的側面をトータルに把握することで人間の現実の姿に迫まることが可能になってくるとした。それが『情動の理論』でめざしたことであった。彼は1930年までにあった情動についての主要な研究と理論を詳しく論じながら、新しい発想で知性と情動とが密接不可分に結びつきながら人間精神を形作っている現実を明らかにしようとした。

　情動についての有名な説明でジェイムズ・ランゲの「悲しいから泣くのではなく、泣くから悲しい」というのがあるが、これは情動を身体の末梢反応としてみたもので、情動発生の原因を内的な感情状態ではなく、身体の末梢で起きているという末梢を起源とする考え（末梢起源説）である。これに対して、視床や視床下部を中心として情動を支配する脳の中枢系で説明する中枢起源説のキャノン・バードによる説があった。これは人間の目的や意志という感情を支配しているものを無視して、ただ身体反応や脳の情動に左右される存在としてしまうものであった。

　他方、心の中の情動反応と身体や脳レベルの情動反応とは別のものであるとして、心と身体を別のものと考えるデカルトの「心身二元論」があった。ヴィゴツキーは、これでは情動と知性・理性の間で起きている相互作用としてみていくことができなくなり、人間をトータルにみていくことを不可能にしてしまっていると批判をする。デカルトは身体と精神をバラバラにして論じてしまったと言う。

　ヴィゴツキーは『情動の理論』の結論として、人間の情動として低次の情動だけでなく、美的感動や道徳的な感性などの高次な情動を考えるべきで、意識や思考といった上位の活動によって意味づけ、さらには個人の活動を高めていく意欲という高次の情動についても正しく位置づけていかなければならないとした。彼が参考にしたのはスピノザの情動論で、デカルトのような二元論ではなく、感情・情動と心・魂とは相互に関連し合うプロセスとして展開していくのだという考えをスピノザから継承した。人間は自己の主体として意志を持って生き、それを実現していくことをめざしている。自分の意志で生き、行動することによる喜び、スピノザの言う「コナトゥス」が人間の根源にある活動であり、そのような願望や情動こそが人間にとっての情動である。それは知性と情動を分けないで扱っていくということであり、人間のリアルな姿をそこに見出すことができるとしたのである。

### （3）シンボルの使用：人間精神の原初形態

　ヴィゴツキーは、人間が現実の中で生き、生活しているその原初の姿の具体的な例を、未開の人たちの行動と思考を通して今日の人間にもあてはまる人間精神の普遍的特徴として明らかにしていこうとした。それがルリヤと一緒に書いた『人間行動の発達過程－猿・原始人・子ども』(1930) である。この著書の題名の「原始人」というのは歴史的事実や未開の地域に生きている人という意味で「未開人」のことである。

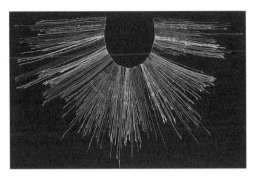

図3.4●インカ文明で使われたクピプ（キープ）

　未開人と近代人との間にある連続性や共通性として記号の使用がある。特に記号の働きの一つである対象への指示機能と指示表出の仕方にはその形態の違いがあっても共通の使用がある。古代ペルーやその他の地域ではクピプ、あるいはキープと呼んでいる紐に多数の結び目を作り、自分の家畜の頭数を示して富の多寡を表すという指示表出法を使っていた。これは自分の記憶装置でもあり、同時に富の所有者という自己表出の機能もある。

　古代ペルーの部族ではクピプが個人の指示表出や記憶装置の働きを超えて部族の共通の自発的な表出の機能として使われていた。ここで使われているクピプは、図3.4のように、赤い紐は戦争、緑はとうもろこし、黄色は金を示すというように、色の紐が特別の意味を表現している。部族の代表者がその土地の様子や歴史を表現したクピプを首に下げて中央から視察にきた者にはこれを示して税の徴収、戦争のことなどを説明していた。

　この場合には、個人としての自己表出でもあり、同時に部族の集団的表出にもなっている。だからヴィゴツキーもこの種の指示表出とか記憶の手段として使われているものは、最初は社会的な目的のためであったと言う。この記号は後になって自分のための記号になっていく。

　未開の人たちの多くは具体物を使ったシンボル（象徴）的表示とその使用を行っている。ここが、動物と決定的に違う人間の特徴である。類人猿はシンボル（象徴）について理解できない。人間は自分が通ってきた道を迷わないで戻れるように木の枝を折って目印にしておくといったインデックス（指標）を使用する。そして、人間の場合は具体的な対象の表現を超えた抽象的なシンボルの世界に生きている。

　このことは、硬貨の原型でもあるトークンにも当てはまる（図3.5）。珍し

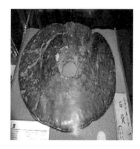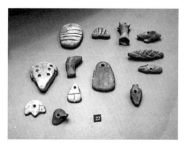

図3.5●ミクロネシアの石貨（北大博物館・所蔵）といくつかのトークン貨幣

い貝殻や石などを加工して売買の手段として使用したり、時には儀式として
ミクロネシアで用いられた巨大な石を硬貨のようにした石貨もあり、いずれ
も事物によって貨幣的価値というシンボル的意味を表現している。これは限
定された地域とシンボル的意味が共有された場で了解可能になっている。こ
こからさらに進むと、通常私たちが使う貨幣ではそれが使用される空間的、
時間的な制約を超えた大きな文化的な意味を持ったものになっている。そこ
で働いているのは、言語が持っている共有化を可能にする語義（意義）によ
る表現であるが、その出発にあるのは具体性のレベルでの事物によるシンボ
ル的意味の表現とその共有である。そこに今日の私たちが抽象的なシンボル
の世界で活動をしているその原初の姿を未開の人たちから見出すことができ
る。

### （4）デルス・ウザーラという自然と共に生活する人から示唆されること

　ヴィゴツキーは『人間行動の発達過程－猿・原始人・子ども』の第2章、
第3節・「生物学的タイプとしての原始人」で、未開の人は今日の私たちの
ような文化的人間とは違って、優れているところと劣っているところの2つ
の側面があると言う。未開の人に出会った探検家や旅行者がしばしば指摘す
るのが彼らの視覚や聴覚などの鋭敏さ、小さな手がかりや状況を正確に把握
することなどである。ヴィゴツキーが紹介しているのが、一人の自然と一体
になった生活をしている人である。探検家のアルセーニエフが極東のウス
リー地方の調査に同行した現地の人間、デルス・ウザーラである。彼はツン
グース系の少数民族のゴリド族である。この人物は、アルセーニエフが沿海
州付近の開発調査でウスリー地方のシベリアの密林の調査をした時に水先案
内をしている。

　アルセーニエフは、この人物がみせたさまざまなものの考え方と行動について、探検調査のエピソードを織り交ぜながら『デルス・ウザーラ』(1930)を書いた。アルセーニエフはデルスから密林での生活の仕方の多くを学んでいる。だからデルスのような人物と生き方を伝えたいとしてこの本を書いた。そこには自然人としてのデルスの知恵とそこから受ける感動がある。

　前のところでもふれたように、この本は、はじめは地方のウラジオストックで出版されていたために、広く読まれることはなかった。だが、この本をゴーリキーが芸術的にも高い価値があるとして、世に広めたこともあって、1930年にモスクワの国立出版所から再版され、多くの読者がこの本を手にして全国に広まっていった。ヴィゴツキーもその読者の一人であった。

　ヴィゴツキーも、アルセーニエフの記述から動物のわずかな足跡や物音から正確な判断や危険を予知し、密林の中で自分たちが辿ってきた道を迷うことなく厳密にあらゆる出来事を順を追って再現したというデルスの類まれな能力についてふれている。デルスは家族を天然痘で失ってからは、定住することなくシベリアの奥深い森の中で狩猟をしながら生活していたが、いつも自然と一体になりながら森で生きる術を身に付けていた。わずかな雲や空気の変化や鳥の動きを見ながら明日の天候を正確に予測していた。森に生きる狩猟民であるからむやみに動物を捕ることをしないであくまでも自分にとって必要なものだけを取り、自然環境をいつも敬う精神に徹していた。だから、彼は自然に対してアニミズムの考えや精霊信仰でもって向き合っていた。デルスは地上のすべてのものに生命が宿っていると考え、これらを人になぞらえている。野営で焚火をしている時に、木の燃え方が悪いとこの人は機嫌が悪いと言い、火を指差して、あれも人と同じと言う。北極星を見て、「あれ一番偉い人、いつも一人で立っていて、周りを全部のウイルタ（星）が回っている」という具合である。このように彼は周囲のすべてを人格化し、時には敬っている。彼の自然観は完全にアニミズムである。

　ヴィゴツキーはアルセーニエフの作品を読んで、次のように指摘している。文化的人間にとってみれば非常に小さな、そして見分け難い形跡によって過去の出来事の複雑な光景を再現するこの能力は、旅行者が置かれているような状況の中では文化的人間に比べて原始人の方に大きな優越性をつくりだし、文化的人間が原始人に大きく依存する状況を作り出している（『人間行動の発達過程－猿・原始人・子ども』・第2章、p.67）。

　アニミズムの考えをどのように位置づけていくべきだろうか。近代社会で生きている人間からすると、アニミズム的思考はあくまでも自分の視点から

しか世界を解釈しない未発達なものとみなしてきた。その典型的な発達観が
ピアジェのそれで、発達段階としては幼児期に属し、論理的にものごとを考
えることをしない幼稚なものとしてきた。このような解釈の仕方は、近代合
理主義の下で世界を論理によって客観的に捉え、また世界を支配することを
めざすものである。だが、私たちが自然の中で生きていくというロゴスとは
別のもう一つのピュシス（自然）の一部であるという発想に立つならば、ア
ニミズム的なものの考え方や見方は自然との関わり方としてけっして前・論
理的なものではないことになる。だから、デルスのような文化的環境の中で
活動している者にとっては、きわめて正しい自然との関わり方であり、優れ
た適応能力を持った生き方でもある。

　アニミズムは幼児性の表れだとするこれまでの発達研究で言われている常
識とは別の視点でアニミズム的思考を位置づける考えがあることを指摘して
おきたい。波多野は彼のいくつかの著書（波多野・高橋、1990、1997）で、ア
ニミズムは対象に対する認識理解の枠組みの一つであって、環境との関わり
を通して高度な生物や生命概念の本質にあるものを理解していく自然との優
れた適応の形態でもある。それは、成人にも当てはまる認識でもあると述べ
ている。

　このような、ヴィゴツキーが人間の心理と行動にある具体性にこだわろう
とする姿勢は、ルリヤと共同で行った中央アジア・ウズベキスタンに住む現
地の人たちが現実の中で生き、思考する認識的特徴を明らかにしていこうと
する研究ともつながっていった。このことは次の章でとりあげる。

［文献］

アルセーニエフ，VK(1930)デルスウ・ウザーラ．長谷川四郎・訳，1953,『ウスリー紀行』（世界
　探検紀行全集・10，河出書房／長谷川四郎・訳，1965，デルスウ・ウザーラ：沿海州探検行（東
　洋文庫・55），平凡社／安岡治子・訳，2001，デルス・ウザラ，小学館.
ベーコン，F(1620)ノヴム・オルガヌム（新機関）．桂寿一・訳，1978，岩波書店（岩波文庫）.
ベイトソン，G(1972)精神の生態学．佐伯泰樹・佐藤良明・高橋和久・訳，1987，思索社.
ベイトソン，G(1979)精神と自然．佐藤良明・訳，1982，思索社.
Goodwin, C & Duranti, A (1992) Rethinking context: an introduction. In Duranti, A &
　Goodwin, C (eds), Rethinking context: language as an interactive phenomenon.
　Cambridge University Press, pp1-42.
波多野誼余夫・高橋惠子(1990)生涯発達の心理学．岩波書店，岩波新書）.
波多野誼余夫・高橋惠子(1997)文化心理学入門．岩波書店.
Hickmann, M ed (1987) Social and functional approaches to language and thought.
　Orlando: Florida, Academic Press.
ケーラー，W(1917)類人猿の知恵試験．宮孝一・訳，1962，岩波書店.
クレッチマー，E(1927)医学的心理学（I・II）．西丸四方・高橋義夫・訳，1955，みすず書房.

Lucy, JA & Wertsch, JV (1987) Vygotsky and Whorf: a comparative analysis. In Hickmann, M (ed), Social and functional approaches to language and thought. Orlando: Academic Press, pp67-86.

ルリヤ, AR(1974)認識の史的発達. 森岡修一・訳, 1976, 明治図書出版.

マルクス, K・エンゲルス, F(1894)資本論・第1巻. 大内兵衛・細川嘉六(監訳), 1967, 大月書店.

ピアジェ, J(1923)児童におけることばと思考(邦訳名・児童の自己中心性). 大伴茂・訳, 1954, 同文書院.

ピアジェ, J(1924)児童における判断と推理(邦訳名・判断と推理の発達心理学). 滝沢武久・岸田秀・訳, 1969, 国土社.

ポリツェル, G(1928)心理学の基礎の批判(邦訳名：精神分析の終焉). 富田正二・訳, 寺内礼・監修, 2002, 三和書籍.

サックス, O(1984)左足をとりもどすまで. 金沢泰子・訳, 1994, 晶文社.

上田薫(1952)社会科の理論と方法. 上田薫著作集第9巻：系統主義とのたたかい. 1993. 黎明書房. pp2-182.

ヴィゴツキー, LS (1928)子どもの文化的発達の問題. 柴田義松・宮坂琇子・訳. 2008 ヴィゴツキー心理学論集, 学文社. pp143-161.

ヴィゴツキー, LS(1929)人間の具体的心理学. 柴田義松・宮坂琇子・訳, 2008, ヴィゴツキー心理学論集, 学文社, pp238-257／土井捷三・他・訳, 2012, 子どもの具体心理学, 土井捷三・神谷栄司・監訳, 「人格発達」の理論, 三学出版, pp262-284.

ヴィゴツキー, LS(1930)心理システムについて. 柴田義松・宮坂琇子・訳, 2008, ヴィゴツキー心理学論集, 学文社, pp9-37／On psychological systems. In RW. Rieber & J. Wollock (Eds) (1997) The collected works of LS. Vygotsky Vol.3. New York: Plenum Press, pp91-107.

ヴィゴツキー, LS(1930)心理学における道具主義的方法. 柴田義松・訳. 1987. 心理学の危機. 明治図書出版. pp51-59.

ヴィゴツキー, LS(1930)思春期の心理学. 柴田義松・他・訳, 2004, 新読書社.

ヴィゴツキー, LS (1930)子どもの発達における道具と記号(邦訳名：子どもによる道具と記号(言語)操作の発達). 柴田義松・他・訳, 2002, 柴田義松・他・訳, 新児童心理学講義, 新読書社, pp168-246.

ヴィゴツキー, LS(1930-31)文化的・歴史的精神発達の理論. 柴田義松・監訳, 2005, 学文社.

ヴィゴツキー, LS(1931-33)情動の理論. 神谷栄司・他・訳, 2006, 三学出版.

ヴィゴツキー, LS(1934)思考と言語(新訳版). 柴田義松・訳. 2001. 新読書社. ／ Thinking and speech. Minick, N.(translated). In RW. Rieber & AS. Carton(Eds.) (1987)The collected works of LS.Vygotsky Vol.1. New York: Plenum Press. pp43-243.

ヴィゴツキー, LS (1934)思惟と語(思考と言語・第7章). 神谷栄司・伊藤美和子・訳, 2019, ヴィゴツキー, ポラン／言葉の内と外－パロルの内言と意味論, 三学出版, pp53-147.

ヴィゴツキー, LS・ルリヤ, A (1930)人間行動の発達過程－猿・原始人・子どもー. 大井清吉・渡辺健治・監訳. 1987. 明治図書出版.

# 第4章 ルリヤの心理学研究と失語症研究

　ルリヤはヴィゴツキーとモスクワ大学心理学研究所（正式にはモスクワ大学附属実験心理学研究所）で同僚として、そして共同研究者として一緒に仕事をしてきた。ルリヤはヴィゴツキー亡き後、彼の言語発達の考えを継承すると同時に、神経心理学研究として言語機能とその障害を機能系の視点からユニークな研究を展開した。ルリヤの失語症の研究は今日でも注目すべき重要なものが多くある。

　本章の前半部分では、ヴィゴツキーと行った共同研究である中央アジアの文化的に辺境の地で生きている人たちの認識の特徴をフィールドワークしたものと、ヴィゴツキーの言語発達研究を受け継いだ言語研究をあげる。後半では、ルリヤの言語の機能障害についての一連の神経心理学研究をみていく。

## 1 具体の世界に生きる人たち：認識の文化比較研究

　ルリヤ（Luria, AR）がヴィゴツキーと共同研究として取り組んだものの一つが、中央アジア・ウズベキスタンの文化的に辺境の地で暮らしている人たちの認識活動についてのフィールド研究である。ソビエト政権はロシア革命後に周辺の国を連邦に組み入れ、連邦国家を形成したが、その政策として文化的に辺境にある地域の社会改革に乗り出した。特に文盲の一掃を図ろうとして教育制度の改変と、言語と文化のロシア化をめざしていった。文化政策としてはその地の人たちの文盲を解消し、その当時ソビエト領内では大々的に行われていた集団農業制度「コルホーズ」を成功させることが革命政権にとっては急務であった。

　実際、読み書きの教育などが比較的短い間に集中的に行われたが、文化的改変と教育改革によってウズベキスタンの人たちの認識内容にどのような変化があったのかを調べることが心理学研究所にソビエト政権から求められた仕事であった。この調査は地元ウズベキスタンの大学教授や学術教育局の人たち、そしてモスクワからの研究者を含めて10数名の調査団によって1931年と32年の2回にわたって行われた。調査結果はルリヤによって整理され、『認識の史的発達』(1974) としてまとめられている。だが、この著書では教育改革に思ったほどの効果がないという結果も書かれていて、ソビエト政権にとっては都合の悪い内容であったために出版は止められてしまった。最終的にこの著書が日の目を見るのはずいぶん後の1974年である。

　ヴィゴツキーとルリヤは辺境の地にある人たちがみせる現実的な経験に基づく認識は、彼らが生得的に劣っているといったものでなく、文化・歴史的なものを背景にした文化的実践とその差異によるものだと結論している。研究で明らかになった文化的差異は民族の人種的差異などではなく、植民地政策による文化的疎隔といった文化・歴史的なものを背景にして生じているとしたのである。

　ルリヤは、調査に協力して参加した人たちを文化的背景や読み書きの教育を受けている程度によっていくつかのグループに分け、彼らの反応の違いを分析している。農村部でイスラムの教えに従って社会的活動も制限され、教育を受ける機会もなかった文盲の女性、幼稚園教師養成のための短期講習に参加している女性で多少の読み書きができる人たち、コルホーズ・集団生産活動に参加し、短期講習を受けていた男性で、多少の読み書きができる人、学校に在籍し、教育を2、3年受けていた女性の4つである。

　主要な結果をみていくと、次のような図形の知覚や命名では、調査に参加した人たちは身の周りにあるモノを表しているとしばしば捉えている（図4.1）。

　彼らは、通常受け止めるような円や三角形とは見ないで、自分が身に着けている「お守り」や、指輪、ブレスレットを表すものと解釈している。ゲシュタルト心理学で言うような、全体として物を見るという知覚法則はここでは当てはまらない。これは特に「イチカリ」と呼んでいる農村部でイスラムの教えに従い、社会的活動も制限され、教育を受ける機会もなかった文盲の女性の多くにみられるもので、他方、円や三角形といったカテゴリー的名称で名前を付けているのは学校教育を受けた人たちであった。

　ウズベキスタンの人たちには、抽象的概念や範疇的思考で概念の分類をし

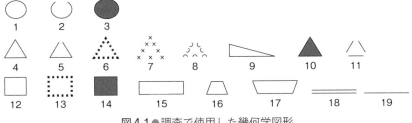

図4.1●調査で使用した幾何学図形

ない人たちも相当数いた。分類の課題で抽象的カテゴリーを使わない人たち
は、実際の生活の中で使うことができるという実践的な機能から事物を一つ
にまとめてしまっている。たとえば、「ハンマー、のこぎり、丸太、なた（ま
さかり）の４つで似ているものはどれか」を尋ねると、「みんな似ている。木
を切るのにはそれらが全部必要だ」と言ったりした。これは、直観や現実の
場面に基づいた思考というのは実践的活動によるもので、概念的思考へと移
行していくためには論理的思考を促す教育の働きかけが必要になってくる。
調査グループの中でも数年間の学校教育の経験がある人たちは、概念的カテ
ゴリーで事物を分類し、論理的な思考を展開していた。
　推論の仕方でもその反応結果は同じであった。教育経験のない人の場合は
三段論法とはまったく無縁な思考の仕方をしていた。論理的な推論過程は、
私たちの狭い範囲の直接的経験や事物に対する直観に縛られることから解放
してくれる。それを可能にしているのは、言語的・論理的コードを身につけ
ていくことである。当然、辺境の地に住み、学校教育の経験のない文盲の人
はそのハンディを負うことになる。彼らは三段論法の課題を前にして、次の
ように答えている。「綿は暑くて乾燥した所だけに育つ。イギリスは寒くて
湿気が多い。そこでは綿は育つだろうか？」という質問に対して、「分からな
い。私はカシュガルにしか居たことがないからそれ以上のことは分からな
い」と答えている。別の質問でも、「雪の降る極北では熊は白い。ノーバヤ・
ゼムリヤーは極北でそこはいつも雪がある。そこの熊は何色をしている
か？」にも、「いろいろな熊がいる」と言うだけである。
　このように、三段論法から結論を出すことを拒む人たちの推論の基本にあ
るのは、自分たちが直接、経験したことでものごとを考え、判断していくと
いうものである。見ることができないものは思考の範囲の外に置いてしまっ
ている。このようなグループの人たちと対比的に、教育を受ける機会を持っ

た人たちは三段論法で考えることが多くなっていた。

　ルリヤとヴィゴツキーの認識をめぐる比較文化研究で明らかになったこと
は、人は時には身近な経験による具体の世界で生きることがあるということ
である。そのような文化的環境がそうさせるのであり、私たちの思考の原初
形態としてもそれはある。だが、同時にヴィゴツキーが指摘しているよう
に、この自然的発達を文化的発達へと変え、人が抽象的にもの考え、一般化
の方向へと思考を展開していくためには歴史的、文化的な力、つまり教育が
必要になっていることをこの調査は明らかにしている。

## 2 ルリヤの言語研究：言葉の発達とその障害への新しい接近

　前の節でみたように、ルリヤはヴィゴツキーと共同研究をする中でヴィゴ
ツキーの人間心理に対する研究姿勢や態度を共有していた。ヴィゴツキーは
『具体性の心理学』で、人間心理を語る時には現実の生活の中で行っている
具体的な実践とその内容に迫っていこうとしたが、ルリヤの人間に向けるま
なざしも同じように、一人ひとりの人間が現実の中で生きているその姿に向
けられていた。その中で彼は心理学研究の中心的な課題として、言語の働き
やその発達の問題に取り組んでいった。それはヴィゴツキーの言語研究を継
承し、発展していく試みでもあった。ちなみにヴィゴツキーは心理学研究所
に赴任してきて本格的な心理学研究を始めることと並行して障害児の心理学
と教育に最後まで熱心に取り組んだし、晩年は、モスクワの実験医学研究所
の精神神経学クリニックでブリューマ・ゼイガルニク（Zeigarnik, BV）と一
緒に高次精神機能の障害の問題にも関わっていた。このような障害に対する
姿勢はルリヤも同じで、2人は歩調を合わせるようにモスクワ医科大学とハ
リコフ医科大学で医学を学んでいる。ルリヤにとっての言語障害の問題は、
ヴィゴツキーが残していった課題を独自に解くことであった。実際、ルリヤ
はヴィゴツキーが亡くなった2年後の1936年にモスクワ医科大学を卒業
し、1942年に失語症の研究で博士号を取得している。

### (1) 言葉の発達と回復に必要なもの：ルリヤとユードヴィチの研究

　ルリヤの言語発達の研究をみていこう。ヴィゴツキーは言語と思考の関係
についてのいわば定型発達の形でその本質にある姿を描き出そうとした。こ
れに対してルリヤは、言語活動の発達と言葉の役割をヴィゴツキーの研究と
は違う視点から論じようとした。その一つが双生児を使った研究と、言語の

機能を行動の制御という随意運動の役割を論じた研究で、これらは1956年の著書『言語と心理過程の発達』と1957年に書かれた比較的短い論文の『随意運動の発生』にまとめられており、この2つは邦訳の『言語と精神発達』（1966）に収められている。

　前者の著書のもとになった実験的研究はユードヴィチ（Yudovich, FYa）によって行われたもので、それを後にルリヤがまとめている。彼らは、言語発達に遅れがある2人の一卵性双生児（ユーラとリョーシャ）を使って、言語の発達にとって必要な条件を実験的な観察から明らかにしている。

　2人の双生児はいつも一緒に生活をしていたために彼らの間でしか使えない独特な言語を持ってしまい、そのために定型発達としてはかなり遅れた言語発達と構音障害を持ってしまった。そこでルリヤたちは双生児を別々の集団に移して正常な言葉を使う状況に3か月間置いて生活をさせるという実験的研究を行い、言語能力の変化をみている。そこで明らかになったのは、他の子どもたちと言語的コミュニケーションをとっていくために、他児にも理解可能な形で適切な言葉を使用することを促したということである。

　ここから分かることは、言語獲得やその使用の問題は、うまく発声ができたら褒美を与えて強化するといったオペラント学習の原理を使った訓練学習で可能になるものではなく、子どもたちが正しい言語使用を意識していく経験と、そのようなことが必要な状況に置かれることによって主体の側に変化が生まれてくるということだった。子どもの言語環境の変化は彼らの心理的生活の全体を変え、仲間との遊びにも大きな改善をもたらした。発達主体の意識変化が言語発達に大きな影響を与えているということである。

## （2）言葉による随意運動の調整

　ルリヤの『随意運動の発生』（1957）は、言語の働きの重要な役割の一つである行動調整を実験的な研究から明らかにしたものである。結論としては、言語によって行動の随意性が完全に可能になってくるのは4歳以降で、主に前頭葉の発達によるというものである。

　子どもに与えた課題というのは、ランプが点いたら手に取ったゴム球をランプの点燈の数だけ正しく押して反応するということで、ゴム球を握る把握反応が電気的に記録された。

　研究結果の概略をみていくと、1歳半あるいは2歳児では、言語による行動調整ができない。たとえば、「押すな」という言語的教示をすると、それを聴くとゴム球を押してしまう。教示内容ではなく、合図の言葉かけで反応を

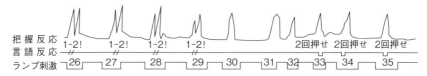

把握反応
言語反応　1-2!　1-2!　1-2!　1-2!　　　　　　2回押せ　2回押せ　2回押せ
ランプ刺激　26　27　28　29　30　31　32　33　34　35

図4.2●3歳児の運動反応の結果（ルリヤ『随意運動の発生』をもとに作成）

してしまっている。言語による行動調整ができないのである。外からの合図で行動調整がやや可能になっているのが3歳児である。その結果が上の図である（図4.2）。

　ランプの2回点滅の刺激だけでは正しくゴム球を握る反応ができないので、これに合わせて言語反応として1、2と声を出していくとゴム球を正しく2回把握して反応できる（ランプ刺激26〜29）。言語刺激を出さないでランプ刺激だけでゴム球を正しく2回握って反応することができず、ただ1回握るだけである（ランプ刺激30〜32）。そして、言語反応として1、2ではなく「2回握れ」と言葉で声かけをした場合には2回正しく握る反応をしないで1回握るだけである（ランプ刺激33〜35）。3歳児は2度とか2つという言葉の概念による行動調整は無理であった。4歳児になると言葉による合図なしでランプ刺激だけで適切にゴム球を2回握る反応が可能になっていった。この段階からランプ刺激を受けて自己の言語による行動調整を行っていくことができるようになっている。言語による随意運動の反応が可能になる段階に進んでいるが、それは言語能力の発達と言語と運動系の機能的連係ができるようになるということである。

　言語行為の調整機能が最終的に形成されるのは4歳半〜5歳頃であるが、そこには大脳の前頭葉の機能的発達が関係している。言語が随意運動とその制御に深く関わっているというルリヤの研究は、大脳の前頭葉部の損傷を受けた大人の患者は自らの行動調整ができなくなる、いわゆる「前頭葉シンドローム」の問題へとつながっている。この研究はルリヤとホムスカヤ（Homskaya, ED）との共同研究としてまとめられているが、これについてはこの後のところでみていく。

## (3) 言語の使用とそれを促しているもの
　ルリヤとユードヴィチによる双生児の言語改善の研究からは、子ども自身が他の仲間にも正しく理解できる言葉を使用することの必要性に気づいていくことが言語発達のための大切な条件になっていることが示された。この研

究と同様に、発達主体が言語使用についての意識を変化させたことで言語使用に大きな変化をもたらした例として、笹田（2021）の実践研究をみていこう。この実践研究から、他者と言葉を通して関わっていくためのコミュニケーションの手段として言葉があることを自覚していくことで、子どもが言語を通して他者との関わり方が大きく変わっていったことが分かる。

　笹田は『自閉症児の豊かな言葉の世界観—対話による価値ある言語発達の可能性—』（2021）の中で、特別支援学級に在籍している双生児で重度の自閉症で知的にも遅れがある児童と2年間関わった中で、あるきっかけで兄のS児の言語表現とことばによる担任教師との間の関わり方に大きな変化がみられたことを述べている。S児は他者とのコミュニケーションが困難で、独り言の発話がほとんどである。担任教師の発言や指示は理解しているが、「どうして？」という程度で、適切な行動反応はみられない。だが、S児が6年生の2学期に体験したある出来事がきっかけになって担任（笹田）との関わりが大きく変化をして、担任に対して自己の意見を言い出し始めることが起きた。

　それは、『劇団四季』のミュージカルを学校行事として鑑賞したことである。この子にとっては、それはかなりの感動を与えたようで、それまでは感想を文字で書くといったことはほとんどなかったのに、自分が感動したことを文字で表現したり、担任教師に積極的にミュージカルで体験したこと、感動したことを話すようになった。ここには、自分の中で感動したことを身近にいる人に伝えたいという内的な動機が起きていた。そして身近な人とことばで体験を共有したい、そのためのものとしてことばがあるということを実感していった。ことばとはそのようなものである。そして、ことばというのは、自分の内的世界で起きていること、さらには自分の意図や願望を他の人に伝えるものとしてある。

　ここでみてきた2つの事例からは、ことばを失った人にとって、自分が言いたいこととは何の関係もないような内容を使った言語訓練だけではことばの回復につながっていかないということである。

　このようなルリヤたちの研究、そして笹田の実践的研究からは、ことばの使用とその発達にとって、主体がことばによって自己を表現し、他者と関わっていきたいという意志、あるいは目的意識が不可欠なことを示している。

## 3 脳損傷者の手記と脳の機能連関

### （1）一人の脳損傷者の世界を描く

　ルリヤが人間の高次精神機能と高次脳機能の問題を、脳に損傷を負った人の症例を通して語っているものがある。原題は『失った世界と取り戻した世界－一人の戦傷者の歴史－』（邦題『失われた世界－脳損傷者の手記－』）で、1971年にルリヤの手によってまとめられた（邦訳は1980年に出されている）。この本は第二次世界大戦の独ソ戦争で銃弾を受けて脳に大きな傷害を受けた一人の兵士が書いた日記に、ルリヤが補足と解説を加えたものである。だから、著者はルリヤとなっているが、正確にはこの日記を書いた本人のザシェツキーとの共同の著作ということになる。

　ザシェツキーは、戦争が始まる前は機械学研究所で技術を学んでいた学生だったが、急遽学校の修了の形をとって戦争に動員された。彼は西部戦線で侵攻してきたドイツ軍に対して火炎放射器小隊を指揮して戦っていた。その時、彼は銃弾で左半球を損傷してしまった。1943年の3月であった。彼は銃弾のために限局性脳損傷によって高次精神機能障害になってしまった。自分の脳と精神はバラバラになったと感じた。彼はその後、複数の病院でリハビリテーションを受けることになるが、それとは別に彼は自ら、脳が壊れてしまったこと、そのことで自分の中に起きたことを日記の形で書くことを始める。それは26年もの間にわたって行われた。実はこの日記に書くという作業は彼の自身の言語を取り戻していくためのリハビリテーションでもあった。ルリヤがザシェツキーとはじめて会ったのは、銃弾を受けて病院に運ばれたおよそ3か月後の1943年の5月であった。以後ルリヤは、彼と彼が書き続けた日記との付き合いを続けていくことになる。

　ザシェツキーは人の話の内容も理解できなくなっていたし、言葉もその意味も記憶から消えてしまっていた。物の知覚にしてもそれが何であるのかも分からなくなったし、頭の中でそれをイメージとして形にすることもできなくなっていた。物の名前も当然分からなかった。私たちが経験するような物忘れのレベルどころではなかった。さまざまな情報の結合と統合ができなくなってしまっていた。空間についてもまさに見当識がおかしくなっていたし、自分の動作がどういうことを意味するのかも分からなくなって、看護婦に手招きしようとして合図をしたが手をどのように動かしたら良いのかも忘れてしまっていた。夢と現実との区別もあやしくなっていた。

　この後で、確認をするが、ザシェツキーはルリヤの言う脳の第3機能系の部分まで損傷が及んでいたために、計画的にものを考えたり、行為すること、順序立てることといった行動の統制に多大の支障を生じてしまっていた。行動の調整もおかしくなり、退院して自宅にいた時も、窓を修理しようとしてガラスをはめて釘で止めようとしたが金槌の使い方が分からずガラスを割ってしまうといったことや、斧で薪を割るという単純な作業もできなかった。心理学ではよく手続き記憶や運動性の技能学習は意味記憶とは違って永続すると言われたりするが、この種の記憶も脳の第3機能系が損傷をしてしまうと影響を受けてしまうということである。

　以下の図はルリヤによるザシェツキーが直接損傷を受けた脳の第2機能系（図では第2区域）と、銃弾の破片が広がって損傷が拡大した第3機能系（第3区域）の概略図である（図4.3）。

　このようにザシェツキーはさまざまな部分で精神機能の障害を持ってしまったが、特に言語機能とそれを支える言語記憶の障害は大きなものであった。ここで注意をしておくべきなのは、ルリヤが指摘しているように、言語領域の記憶が無くなっているということではなく、言語に関わる情報のネットワークがうまくつながらなくなったということである。まさに情報の結合と統合に問題が生じてしまっていた。ルリヤ曰く、「各部分をある完全な全体へ統合する部分」（邦訳p.178）の損傷である。そこでザシェツキーは、文章を読めなくても自分の考えや経験を文章にしていくことを始めていく。しかし、この作業は並大抵のものでなく、当てはまる単語を探していくのに大変な労力が必要で一日かけて数行しか書けない日が続いた。「何か月もの間、

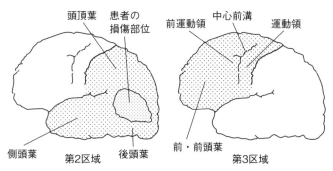

図4.3●患者・ザシェツキーの損傷部位と損傷拡散部分
（ルリヤ『失われた世界－脳損傷者の手記－』より）

私は毎日毎日、散り散りになった記憶から言葉を寄せ集め、考えをまとめ、それを書きつけるのに時間を要した」（邦訳p.119）ということである。だが、彼は毎日それを続け、3000ページにも及ぶものを書いた。この作業を通して次第に与えられた文章の意味も理解するようになったし、話す能力もゆっくりだが回復していった。

　それでも脳の第3機能系の損傷のために、順序の理解は最後まで難しかった。文の内容が語順通りであれば彼は容易に理解をした。「冬が来た。寒くなった。池が凍った。子どもたちがアイススケートをしに行った」といった文は簡単であった。だが、「ドゥーニャの学校では工場からやって来た女性労働者の一人が報告した」という文章の理解はできなかった。「誰が報告したのか、ドゥーニャってだれ？労働者とは？」。こういった文は分からなった。ルリヤが出した次の文章の場合も同じであった。「その木の枝に、鳥の巣があります」という子ども向けの文であるが、枝、木、鳥，巣の単語を一つの構成に結合して理解することに困難を感じたのである（邦訳pp.180-181）。この困難は最後まで続いて彼の理解の限界を超えていた。

　このような最後まで残った障害がありながらも、彼は毎日の文章を日記として書くという地道な作業を続けた。そして、ルリヤはこの一人の人物の世界を通して脳の中で起きている一人称の世界と脳科学的な説明と関連づけながら説明を加えていくという三人称的世界を統合していった。それは後でふれるルリヤがめざした個人の経験と分析的な科学とをつなげていくというロマン主義科学の実践でもあった。ルリヤのこの姿勢はオリバー・サックスの仕事へとつながっていった。サックスのたくさんの著書には、脳科学者の目を通しながらも患者個人の生きた世界が生き生きと描かれている。このことは後のところでとりあげる。

　なお、今日ロシアでは第二次世界大戦の独ソ戦争で旧ソビエト軍がドイツ軍に勝利をしたことを祝う戦勝記念日が毎年5月9日に行われ、これを国威発揚の手段として利用している。しかも、プーチン政権はウクライナを壊滅状態にするという野蛮極まりない戦争犯罪をこの戦勝記念日を利用して続行している。この戦勝記念日の背景には独ソ戦争で多くの犠牲者がいたこと、そしてザシェツキーという人物の一生にも大きな影を落としていたことを忘れてはならないだろう。

## (2) 脳の機能単位系と機能連関
　ザシェツキーの症例とルリヤの解説からはルリヤが高次脳機能系について

主に言語機能を中心に述べていることが具体的に分かるが、『失われた世界』でもルリヤがふれている3つの脳の機能単位系についてみていこう。このことを詳しく述べているのがルリヤの『脳のはたらき－神経心理学入門』(1973)で、英語版もある（Luria, AR [1973]：The Working brain：An intro-duction to neuropsychology）。邦訳としては『神経心理学の基礎－脳のはたらき－』(1978)がある[脚注1]。

　ルリヤは邦訳の『神経心理学の基礎』(1978)で、脳の高次機能を3つの機能単位系とそれと対応する3つの基本的な脳装置について詳しく説明をしている。ここでは『神経心理学の基礎』と、この内容を分かりやすく解説した稲川らの『言語機能系の再学習プロセスに向かって』の第2章「言語機能系の神経科学の基礎」(2022)をもとに簡単にまとめてみよう。

　第1次機能単位系はトーヌスまたは覚度（vigilance）の調整・維持を保障する単位系で、皮質下の脳幹、網様体、辺縁系の皮質下の複数の諸領域がこの機能を担っている。第2次機能単位系は外界からの情報の受容、加工、貯蔵の働きをしており、後頭葉、頭頂葉でその役割を果たしている。

　第2次機能単位系（第2区域）は第1次領域、第2次領域、そして第3次領域に分かれている。第1次領域は情報のモード（様式）による特異的な反応があり、視覚、聴覚、体性感覚の知覚情報毎にその受容・分析を分化して行っている。これに対して第2次領域では情報モードによる特異性は低く、情報の加工と認識というコード化が中心になっている。第3次領域で個々の情報を統合して知覚としてまとめる処理を行っている。これは大脳では、主に側頭葉、後頭葉、頭頂葉が合流する下頭頂小葉で働いていて、語の意味といった抽象的な意味処理の水準へ情報を第3次機能単位へ移行させていく過程で働いている。ここでは情報の統合によって抽象化された経験の貯蔵という記憶と関わっている。先にザシェツキーがみせた個々の具体的な対象や経験内容の記憶が呼び戻されなくなってしまったのもこの部分が機能しなくなったことによる。

　第3次機能単位系（第3区域）は精神活動のプログラミング、調整、制御の働きを行う単位系で、前頭葉の脳組織がその役割を担っている。ここでは各

---

脚注1　なお邦訳には1999年の第2版があり、第1版では第1章の部分が抄訳になっていたところを完全訳にしたものであるが、それ以外の変更はない。また英語版の『The Working brain：An introduction to neuropsychology』(1973)は、ロシア語原版と邦訳とは内容、使用図版などが大きく変わっている。

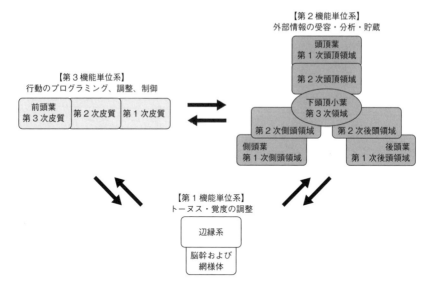

図4.4●ルリヤの3つの機能単位系（稲川ら、2022より）

要素情報をつなげて時間と空間の継時的な系列にしていく働きをしている。自己の行為を計画し、モニターしながら調整、修正していくという、言わば自己の意識活動の制御という重要な働きをしている。この部分が機能しなくなったために生じる症状はザシェツキーがみせた行動からも分かる。

　以上の3つの基本的な機能単位系は、それぞれが相互に関連し、協調しながら機能していくことで精神活動として遂行している。このルリヤの機能単位系について分かりやすくまとめているのが稲川の図（図4.4）である。

　この3つの機能単位系のうちで第2と第3の機能単位系の相互連関をまとめたものが次の坂野と天野による図（図4.5）であり、これには言語の6つの障害の部位を重ねてある（①～⑥）。

### （3）ルリヤの失語症研究と機能的再編成：「体系的力動的局在論」

　ルリヤは失語症の症状を先にみた機能単位系をもとにしながら説明しているが、第2機能単位系と第3機能単位系の損傷部位によって失語症の分類を行っている。その主なものは図4.5の中にある①から⑥の主要な失語症である。基本的には第2機能単位系が損傷している時には、それぞれの情報を選択、統合することに問題が生じるために解読の障害が起きてしまう。第3機能単位系のところが損傷をしてしまうと各情報要素を時系列的につなげて情

第2機能系（情報の受容・分析・貯蔵）　　第3機能系（行為のプログラム・制御・確認）

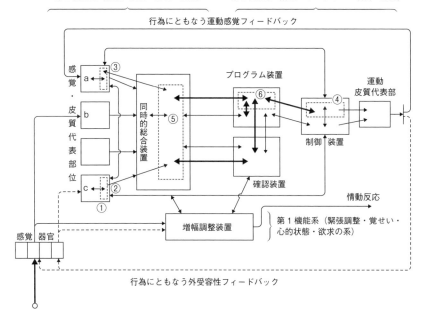

**図4.5●脳の機能系と言語行為の関連図**（坂野、天野、2006より）
図中の太線は言語系内部の独自の結合を示す。図中の点線枠は機能的構造化の結果、左半球に局在化された言語機能を示す。以下の失語症と対応した部位を示す。①感覚失語症、②健盲失語症、③求心性運動失語症、④遠心性運動失語症、⑤意味失語症、⑥力動的失語症、a：運動感覚中枢、b：視覚中枢、c：聴覚中枢

報として総合して理解し、産出（表出）することに問題が生じてしまう。たとえば、先のザシェツキーの症例を例にすると、「ドゥーニャの学校では工場からやって来た女性労働者の一人が報告した」の文章の理解が困難であったことは、まさにこの機能単位系の障害のためである。

　ルリヤはこの大脳における第2機能単位系と第3機能単位系の働きとその障害をもとにして独自の失語症の分類を行っている。もちろん、この大きな機能単位系は相互に連関をしながら働いている。ルリヤはそこで6つの失語症を分類して、それぞれが主にどの部位の障害によって生じるかを述べている。これを分かりやすくまとめたのが次の稲川（2022）の図表である（図4.6）。

　ルリヤの失語症の分類は、これまで広く普及してきたものとは用語が違っている。これは今日多くみられる失語症の患者の多くは脳血管障害によって

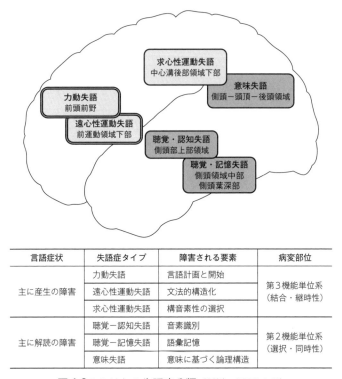

図4.6●ルリヤの失語症分類（稲川、2022より）

| 言語症状 | 失語症タイプ | 障害される要素 | 病変部位 |
|---|---|---|---|
| 主に産生の障害 | 力動失語 | 言語計画と開始 | 第3機能単位系（結合・継時性） |
| | 遠心性運動失語 | 文法的構造化 | |
| | 求心性運動失語 | 構音素性の選択 | |
| 主に解読の障害 | 聴覚－認知失語 | 音素識別 | 第2機能単位系（選択・同時性） |
| | 聴覚－記憶失語 | 語彙記憶 | |
| | 意味失語 | 意味に基づく論理構造 | |

いるのに対して、ルリヤの場合は前にも述べたように、戦争で脳に損傷を受けたために言語に障害を負った比較的若年の患者を対象にしていることによる。このルリヤの分類による図では主に障害が起きている脳の部位も特定しているので、これをもとにしてルリヤの分類と広く使われている失語症分類とを対応させると次の表のようになる（**表4.1**）。

　ルリヤの失語症の理論と実践の特徴は、人間の言語活動とその背景にある脳を「機能系」とし、それらをシステム的な連関としてみていくことである。そこにはヴィゴツキーの心理システム論の考えがあり、それがルリヤの「体系的力動的局在論」として受け継がれている。

　ヴィゴツキーのシステム論についてはすでに第3章で述べたので繰り返さないが、ポイントは諸機能を相互に結びつけていくことで新しい可変的関係が生まれてくるとしたことである。ヴィゴツキーからルリヤへと受け継がれていった機能連関の考えを確認しよう。

表4.1●ルリヤの失語症分類と標準的な失語症分類

| ルリヤの分類 | 標準的な分類 |
| --- | --- |
| 遠心性運動失語 | ブローカ失語 |
| 聴覚・認知失語 | ウェルニッケ失語 |
| 求心性運動失語 | 伝導失語 |
| 意味失語 | 意味失語 |
| 力動性失語 | 表出性運動失語 |
| 聴覚・記憶失語 | 表出性感覚失語 |

　ヴィゴツキーは、脳の損傷によって生じる精神機能の障害を機能間のシステム連関として論じている。前の第3章でふれたように、ゴルトシュタイン（Goldstein, K）は大脳の損傷によって言語中枢が壊れてしまい、シンボル機能による抽象的な理解ができなくなった症例からカテゴリーを認識・構成していくという、脳の機能全体を統合することの障害によるという全体論を主張していた。たしかに彼が使っている症例の患者は、自分の鼻をつまむように言われ、敬礼の動作をすることが求められると正しく運動動作で応えるが、これらの動作を他人にするようにことばで伝えて欲しいと求めるとそれができなくなっている。言語中枢が壊れているために、シンボル機能による抽象的な理解が不可能になっているという説明である。

　この症例についてヴィゴツキーは、この患者が求められた動作はできるのに、その動作をするように相手にことばで伝えることができないということに注目して、これは心理機能間のズレが起きているために起きていることだと考えた。そして、この現象はゴルトシュタインのような脳機能の全体論的発想で説明することはできず、むしろそれは、機能間の連関から起きているとした。彼は、「脳の精神過程の実体となるのは個々のばらばらの活動領域ではなく、脳の器官全体の複合システムである」（『心理システムについて』邦訳p.33）と言う。

　この「複合システム」という表現はまさに心理システム論である。ヴィゴツキーの考えはルリヤに受け継がれ、脳の振舞いは全体論でも局在論でもない個々の脳の機能が連関して一つのまとまった働きをしているという「体系的力動的局在論」（鹿島、他、1999）となっている。ルリヤはヴィゴツキーと同じように、障害にともなう脳の責任部位を限定する「脳局在論」でも、またゴルトシュタインらに代表されるような「全体論」でもなく、機能的に連関して一つのシステムを構成しているとする。脳の機能は局在化されている

側面もあるが、高次精神機能は脳の特定の部位に固定化されたり、不変的に局在されないで、体系的、かつ力動的につながっていると考える。高次心理機能は限局した脳領域だけでなく、機能の系としてそれらを構成している構成環で相互連関しながら、脳領域全体として機能している。

ルリヤの神経心理学としてシステム論的発想と機能系の再編成の考えに影響を与えたのがベルンシュタイン（Bernstein, NA）とアノーキン（Anokhin, PK）の2人である。ベルンシュタインは、随意運動は複雑なシステムとして実行されていること、人間が身体を動かしている随意運動は多数の関節、筋肉の組み合わせとその相互調整によって可能になっているとする。この随意運動を調整しているのは各末梢部の運動の協応という求心性インパルスである。ルリヤはベルンシュタインの考えを継承し、『人間の脳と心理過程』（1970）では、遠心性インパルスだけでは、運動を制御することは原則的に不可能であって、随意運動のメカニズムにとって求心系が決定的な役割を担っているとしてベルンシュタインを高く評価している。同じことをルリヤは『神経心理学の基礎』（1973）でも指摘している。

ルリヤの機能系の再編成の考えを参考にしているのがアノーキンの研究である。アノーキンは、生体は消化機能、呼吸機能といったものが単一の機能としてあるのではなく、それぞれが全体として機能環として働いているという機能系の概念を出す。ルリヤが機能系の再編成で参考にしているのがこの部分である。アノーキンは生理学的な機能には2つあり、1つは一定の組織が特定の機能を働いているというもの（インスリンの分泌は膵臓の機能による）で、要素的な形で機能している。これに対して、呼吸機能はそこに脳幹や高次神経からの制御、胸郭の拡張・収縮といった全体を構成しているものの間の機能連関で行われている。機能系はこういった複雑な構造を持っている（鹿島、他、1999、p.28）。

アノーキンは運動行為が展開されている時に運動の実行による求心性と、脳で展開されている遠心性との間で情報の合致が行われていることを図4.7の模式図で説明している。この図はアノーキンの『サイバネティックスと脳の統合的活動（Cybernetic and the integrative activity of the brain）』（1966）の一部（p.832）を、坂野・天野が『言語心理学』（2006）で日本語に直したものである。

ルリヤは精神機能について、その随意運動に限っても複雑な機能を協応的に働いていく脳の各領域、運動感覚の求心機構、目的指向的運動プログラムとその遂行、そして言語による調整機能などが複数関与し合っていると言

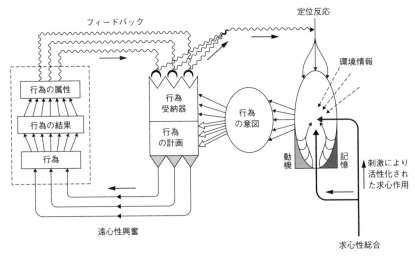

**図4.7●**アノーキンによる求心系と遠心系の連携過程（坂野、天野より、p.124）

う。ルリヤは、高次脳機能障害者の機能回復には精神機能の再編成をめざし
ていく認知リハビリテーションが適切であるとしている。ここで彼が「機能
系の再編成」と言っているのは、障害された機能が関連する別の解剖学的領
域によって、以前とは異なる操作方法で損傷前と同様の機能が達成されると
いうことである。

　ルリヤのリハビリテーションは、失語症、失行症、失認症、記憶障害を中
心とした高次脳機能障害の回復をめざしたもので、前頭葉損傷に起因する思
考障害と言語障害とその回復が中心になっている。そういう意味合いで認知
リハビリテーションと称しているのである。彼の基本的な考えは、人間の随
意運動は複数の大脳皮質機能の知覚、注意、記憶、判断、言語などの機能間
連関によって発達・回復するというものである。そこで、患者が自己の認知
過程を適切に活性化させて言語活動や運動系を制御することで、リハビリ
テーションによる回復が可能になると考える。リハビリテーションの実際の
過程では、1）症状（機能障害）の神経心理学的分析と評価、2）課題を通し
て機能系の構成環を取り込み、内部構造を変えながら再構成をしていくとい
う2段階で行われる。つまり、患者の脳（精神）に対して「問い（認知課題）」
を与え、それによって高次脳機能障害を発見し、治療するというものである。

## ４ ルリヤの前頭葉シンドロームと随意行動の障害

　ルリヤは前頭葉に傷害を受けたことによって言語の行動調整機能に多大な影響が出てきてしまうことを詳細に研究している。言語系と随意運動系との機能連関の問題である。このことをルリヤが詳細に述べているのが、邦訳の『人間の脳と心理過程』（1976）にある「前頭葉損傷時の行為の調節の傷害」（1963）である。そして、もう一つ、内容がやや異なるものの同じく前頭葉の損傷によって行動調整に問題が生じたことを述べたプリブラム・ルリヤ編の『前頭葉の心理生理学（Psychophysiology of the frontal lobes)』（1973）の中のルリヤの「前頭葉と行動調整（The frontal lobes and the regulation of behavior)」である。これからこの２つの論文をみていくが、後者のものは、1966年にモスクワで開催された第18回国際心理学会における前頭葉の機能に関するシンポジウムと、プリブラムとブロードベントの主催による記憶の生物学についての研究集会でのシンポジウムの研究発表を集めたものである。

　前頭葉が損傷すると一つの行動に固執してしまい、自分の行動の不適切さをモニターし、評価することが著しく低下してしまう。ルリヤたちはこのような行動の崩壊がどのようにして起きるのか、その状態を正確に記述しながらその要因を探っている。

　前頭葉に損傷がある患者も手を動かし、把握することに支障がない時には、目の前にあるものを取って欲しいとか、自分の指を握って欲しいといった指示には無理なく従うことができる。だが、複数の行為がともなった課題が出されると適切な行動ができなくなってしまう。たとえば、マッチに火をつける時、すでに火がついているのをマッチ箱にこすり続ける行動をしてしまう。あるいはマッチでろうそくに火をつけた後、そのろうそくを口に入れようとする。これは煙草に火をつけてそれを吸うという習慣的な行為が出てきてしまうためである（以上、『人間の脳と心理過程』邦訳pp.171-173）。

　以下のものは、重い前頭葉シンドロームの患者の反応である。患者Kに円を描くことを求めると、患者は円を描くが、この動きを止めることができずにこの行為を繰り返し続けてしまう。そして２と５の数字を書いてもらおうとすると、書き始めた途端に惰性的に前の円を描き続けてしまったりする（図4.8）。この原因をルリヤは次のように説明している。前頭葉の深部にできた腫瘍のために前頭皮質と皮質下神経核との間の機能連鎖が破壊されてし

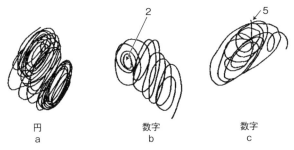

図4.8●前頭葉の損傷の患者の固執した行動（1）（ルリヤ、1976、邦訳p.173より）

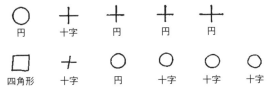

図4.9●前頭葉損傷の患者の固執した行動（2）（ルリヤ、1976、邦訳p.174より）

まったことによるもので、これは行動が調整できない運動性自動症が背景にある（邦訳p.174）。

　あるいは別の患者Pは、最初に円を描いた後、それに続けて十字を描くことはできるが、その後、円を描くように求めると直前に十字を描いたためにこれに固執して十字を描き続けてしまう。あるいは四角形と十字、円を正しく描いた後で、十字を描くように求めても円を描き続けてしまっている（図4.9）。

　前頭葉の腫瘍のために損傷した患者が描いたものは、図形だけでなく具体的な物を絵で表現する場合でも同じような固執した行動をしてしまう（図4.10）。最初に指示した対象を描くとそれに固執してしまい、別の対象を指示してもそれを描くことをしない。眼鏡を描き続けてしまって腕時計を描くという指示にもかかわらず、眼鏡を書いている。あるいは、十字を正しく描いた後、星を描くことと十字を重複させてしまう間違いをしている。

　前頭葉に傷害のある患者にとって最も難しいのは、同時に違った図形を複数の系列の形で描くことである。2つの円と四角形を描くことを求めると、円だけを惰性的に描き続けてしまう（患者N、左前頭葉に腫瘍、邦訳p.175）。このように、彼らは自分のやっていることを振り返って修正することをしないで、惰性で同じ行為を繰り返してしまう（図4.11）。調整するという意識がな

96

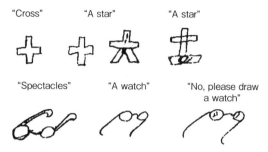

図4.10●前頭葉損失の患者の描く物の絵（ルリヤ、1973、p.13より）

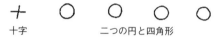

十字　　　　　　　　二つの円と四角形

図4.11●患者Ｎ、系列として図形を描くのが困難（ルリヤ、1976、邦訳p.175より）

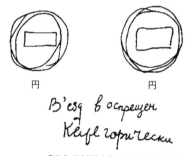

円　　　　　　　円

「進入絶対禁止」の文字を加える

図4.12●左前頭葉に腫瘍がある患者Ｖの不完全な図の結合例（ルリヤ、1976、邦訳
　　　　p.176より）

くなって一つの行為に固執してしまうのが、前頭葉を損傷した場合の共通の
反応である。
　同じように左前頭葉に腫瘍がある患者Ｖは、マイナスの記号と長方形、そ
して円を描くことを求めると、これを系列ではなく一つにまとめて図形にし
てしまい、さらにこの図の下に「進入禁止」の道路標識として描いてしまう
（図4.12）。この患者は自動車運転手であったために過去の経験の固定された
イメージが再生されてしまい、それで描いている。
　このようにルリヤは、前頭葉の機能として第2機能単位系が損傷している
時には、統合することに問題が生じること、そして第3機能単位系の損傷の
場合は各情報要素を時系列的につなげて情報として総合して理解することに

大きな困難が生じてしまい、それらの障害が言語行為で起きることを指摘している。ほぼこれらと同じことは言語以外の図形の描画といった認識系でも起きている。

## 5 ルリヤの理論と実践の融合：ロマン主義科学

　ここで、ルリヤがリハビリテーションの研究と患者に向ける眼差しとして語っている「ロマン主義科学」をみていこう。この章の終わりでルリヤの研究経歴についてもふれておく。なお、これらは、佐藤（2019）が『臨床のなかの対話力』の第1部「臨床としての対話－対話の理論、対話の臨床－」で述べたものを一部修正して用いる。

### (1) 理論と実践の不可分性：ルリヤ、そしてサックスのロマン主義科学

　リハビリテーションの世界では誰もが知っている人物に脳神経科学者のオリバー・サックス（Sacks, O）がいるが、彼は神経科学の先輩でもあるルリヤのことに複数の著書でふれている（たとえば、『妻を帽子とまちがえた男』『音楽嗜好症』など）。サックスが登山中に滑落事故に遭い、左足の大腿四頭筋腱断裂のためにしばらく左足が不自由になった経験などをもとに書いた『左足をとりもどすまで』（1984）がある。これによると、サックスはルリヤが亡くなるまでの1973年から1977年の間、親しく手紙のやりとりをしていた。そして、サックスはルリヤから「人間的な医学」をめざしていくことに多くの援助と励ましを受けてきたことを献辞として述べている。

　サックスは1990年に『Luria and romantic science（ルリヤとロマン主義科学）』というエッセイを書いている。これと同じものは2014年に出された『The Cambridge handbook of cultural-historical psychology（文化的・歴史的心理学ハンドブック）』にも再掲されている。サックスのエッセイはルリヤが1977年に書いた論文『Romantic science（ロマン主義科学）』を紹介しながらルリヤの研究の意義を述べたものである。ルリヤのこの論文は彼の論文集『The Making of mind: A personal account of Soviet psychology（精神の形成：ソヴィエト心理学についての個人的見解）』に収められている。ルリヤの「ロマン主義科学」について、そのポイントをまとめてみよう。この論文には、ルリヤの神経心理学者として患者と常に関わっていこうとする一貫した姿勢がよく表れている。

　ルリヤはこの論文の最初で、ドイツの生理学者・生物学者のフェルヴォン

（Verworn, M）が、科学者には研究姿勢として、古典的研究とロマン主義的研究の2つがあると指摘していたことをとりあげている。これは科学に対する一般的な態度でもあるし、同時にそれは研究者個人の特徴でもあると言っている。

ルリヤは研究に対してとる2つの態度を次のように対比して述べている（p.174）。古典的研究者は、一つの現象について、それらを構成しているものを成分（パーツ）に分けてみる人である。この種の人たちは重要と思われる要素やそれらが組み合わさったものをまずバラバラにして分析し、最後にそこから抽象的な一般法則を定式化するという方向をとる。だが、ここから出された法則では、実際に現場で起きている現象をうまく捉えることはできない。このようなアプローチでは、詳細な内容が詰まっている現実の生きた姿を抽象的な形に還元してしまっているからである。生の現実の全体が持っているものが失われてしまっている。ゲーテが「理論が灰色として見るようにさせているが、実際に生きている樹々というのはいつも緑なのだ」と言っていたことを想い出させてくれるというわけである。このように、理論が生きている本当の姿を見失ってしまっていることをゲーテは『ファウスト』で指摘していた。

これに対して、ロマン主義科学をとる人の対象に向ける態度や、研究の仕方はそれとはまったく対比的である。この人たちは前の古典的研究の人たちが行っているような、対象を単純な要素に還元して説明するような方法をとらない。科学におけるロマン主義をめざす場合は、生きている現実の姿を要素に分割してしまうことや、具体的な出来事が持っている豊かな内容を抽象的なモデルでもって表現することによって見失ってしまうということを極力避けようとする。

もちろん、ロマン主義科学も欠点がないわけではない。ロマン主義科学には論理性が欠けていることや、古典主義科学の特徴である一つひとつ推論を積み重ねること、そして確実な定式化と普遍的な法則を創り上げていく点では不足しがちである。ルリヤは、ロマン主義科学者はしばしば論理的に一歩一歩分析をしていくことを避けてしまうことがあるし、時には芸術的なものに偏ったり、直観に頼ってしまうことがあるのも事実であることを認めている（p.175）。

ルリヤは研究者として早い時期から、心理学の法則定立的な方法なのか、それとも特性記述的な方法をとるべきなのかという2つの間の葛藤を抱いてきたことを述懐しながら述べている。この相容れることのない接近方法は、

心理学では高次精神機能について客観的に説明しようとする生理学的心理学
か、それとも記述的で現象学的心理学のいずれかをとるかという重大な選択
を迫るものだった（同上ページ）。そこで、ルリヤはモスクワ大学の心理学研
究所の同僚で、少し年長者であったヴィゴツキーの研究の姿勢に惹かれるこ
とになる。ヴィゴツキーは研究方法がこのように相対立してしまっているこ
とこそが心理学における「危機」であり、それを解決していかなければなら
ないと主張していたが、ここからルリヤは2つに折り合いをつけていく方向
をめざすことを学んでいった。もっとも、ルリヤ自身の中にも2つの研究の
仕方を統合していこうとする発想はすでにあった。たとえば、ルリヤはフロ
イトの精神分析学とパブロフ流の行動分析とを統合するような試みをめざし
ていた。

　あるいは、ルリヤは早くから2つの心理学を結びつける方法として人間学
的な「記述的心理学（descriptive psychology）」をとりいれることをめざし
ていたとも述べている。彼は実験的で一般化を求める心理学と、記述的で個
別化を求める心理学とを結びつけようとしたのである。彼は2つの心理学を
現実の人間の人生の諸環境に適用することによって、実践の中でそれらを結
合するという特殊な方法を提案するが、それが最終的には「ロマン主義科学」
という彼の「物語」を完結させていくことになる。このあたりのルリヤのロ
マン主義科学の背景にあることを、サックスも先の『ルリヤとロマン主義科
学』（1990）のエッセイでは詳しく述べている（p.185以降）。

　サックスは『ルリヤとロマン主義科学』のエッセイの結びで、ルリヤにつ
いて次のように語っている。「人間についての正しい研究は人間についてで
ある。正しく物語を書くこと、生きている姿を正しく構成すること、全体の
人間の生活の本質とその意味を表していくこと、それらすべては満ち足りて
おり、豊かで、かつ複雑な中で営まれているが、これがすべての人間科学や
心理学の最終的な目標でなければならない。ウイリアム・ジェイムズはすで
に1890年代にこのことを看過していた。だが、その達成は夢物語でしかな
かった。…だが、私たちには特権が与えられている。というのは、この世紀
になってフロイトとルリヤが創り上げてきた大きな『想像を絶するような研
究の姿』をみている。『これは始まりにすぎない』とルリヤはいつも語ってい
た。『私は初学者に過ぎない』と。ルリヤはこの始まりに辿りつくことに全生
涯を捧げてきた。彼は『ロマン主義科学を創り上げ、また再創造することが
自分の人生で望んでいくことだ』と語っていた（1973年7月19日のルリヤとの
個人的私信から）。ルリヤは間違いなく自分の人生で切望していたことを成し

遂げたし、事実、新しい科学、それは世界の新しい科学、そして最初にして多分、あらゆるものの古典になるようなものを創り上げた」(p.193)。

　近年、ロマン主義科学の代表者はサックスである。彼は長いこと患者たちと深く関わりながら優れた研究を行ってきた。それはまさに、ルリヤのアプローチを強く思い出させるものである。サックスは、異常な脳と行動とが関係している問題に重要な貢献をし、それらは、精神についてのより強力な理論を発達させていくことを可能にするものだった。サックスによれば、ロマン主義科学の核心は、分析的な科学と個人個人のケースの総合的な伝記を補完することであり、小説家の夢と科学者の夢の結合である。

　重要なことは、ルリヤとサックスは神経心理学者と脳神経科学者であり、同時に患者と直接関わりながらセラピーを行っている実践家だったということである。彼らは患者を人間として研究し、彼らの障害を実践的に改善することを通して、自らが出した理論の正しさを実証していこうとした。

　今日、リハビリテーション科学やリハビリテーションの現場で患者と直接関わっている実践家の中にも、脳科学に特化した議論をする人たちが少なからずいる。だが、ともすると一人の患者を脇に置いてしまって、不自由になった身体と言語活動を脳機能の損傷で説明することに終始するような議論を発信していることをしばしば聞くことがある。もちろん、脳科学の知見が大切であることを否定するものではないが、それが患者の世界を正しく理解し、また回復をめざしていこうという姿勢を失ってしまっているのなら、それはルリヤとサックスの大切なメッセージをまったく理解していないことになっているだろう。

## (2) ルリヤの研究経歴

　ルリヤの研究の経歴を簡単にみていこう。ルリヤの研究の姿勢を理解していくためには、彼がどのような研究を歩んできたのか、その歩みをみていく必要がある。ルリヤの経歴などについては、ルリヤの論文集の『The Making of mind（精神の形成）』で、エピローグとしてコール（Cole, M）がまとめたもの（A Portrait of Luria）と、ゴールドバーグ（Goldberg, E）が編集した『Contemporary of neuropsychology and the legacy of Luria（現代の神経心理学とルリヤの遺産）』(1990) がある。この著書ではゴールドバーグが序章としてルリヤへの献辞を書く中でルリヤの経歴を述べている (Introduction: Tribute to Alexandr Romanovich Luria (1902-1977)) のと、同書の第1章で、コールが「Alexandr Romanovich Luria: Cultural psychologist（ルリヤ：文化心理学者）」としてルリヤの研究をまとめている。これらの著書からルリヤの辿ってきた研究とその特徴を知ることができる。

　ちなみに、ルリヤの経歴を書いたコールは今日、欧米におけるヴィゴツキー研究の中心人物で、ルリヤの中央アジアにおける研究を引き継ぐ形で心理学に文化的視点を導入した文化心理学の推進者である。コールがモスクワ大学に留学した時の指導教授がルリヤであった。ゴールドバーグはルリヤがモスクワ大学で指導した学生だった。ゴールドバーグはルリヤが存命中の1974年に米国に亡命し、現在はニューヨーク大学医学部の神経学臨床教授である。彼については啓蒙書で、邦訳もある『脳を支配する前頭葉』(2001)で知られているし、最近、『創造性と脳システム』(2018)という創造性と脳システムについての啓蒙的な書物を出している。ルリヤ、そしてゴールドバーグは共に前頭葉と高次脳機能障害を中心にした研究を行っており、ルリヤの「体系的力動的局在論」や「機能系の再編成」の考え方をゴールドバーグが引き継いでいるところがある。なお、ルリヤの日本語表記だが、他書ではルリアとしているものもあるが、本書ではルリヤで統一している。

　アレクサンドル・ロマノヴィチ・ルリヤ（Luria, AR、1902-1977）は1902年にロシア東部のカザンで、ユダヤ系の家庭で生まれ、父親は消化器系の医者だった。彼は1921年にカザン大学の社会科学部を卒業している。彼は大学入学前のギムナジウムを2年で飛び級をして大学に入学し、19歳で大学を卒業している。

　学生時代や卒業後しばらくは、マルクスや社会科学について問題関心を持っていたが、人間の意識の問題としてフロイトの精神分析学に注目し、無意識の問題を実験的に検証するものとして運動と言語反応の両方を使った心理生理学的研究を行い、それをモノグラフとしてまとめている。これが1932年に英語で書かれた『The nature of human conflicts: emotion, conflict and will（人間の葛藤の特性：情動、葛藤、意志）』である。葛藤といった感情過程を客観的に研究しようとするもので、これで彼は1937年に学位を得ている。ルリヤは自分の出身地であったカザンの精神分析協会の事務局長を務めるなどロシアの精神分析運動にも関わりを持っていた。ルリヤはヴィゴツキーと一緒にフロイトの『快楽原則の彼岸』のロシア語版に序文を寄せたりしている。同時にルリヤはマルクス主義にも関心を強く持っていたこともあって、フロイトとマルクスの共通性についてふれた「Psychoanalysis as a system of monistic psychology（一元論的心理学

の体系としての精神分析)」の論文を1925年に書いている。この論文は後に
コールが編集した『The selected writings of A.R.Luria（ルリヤ著作集），
1978』にも収められているが、ルリヤは精神分析学が、古い心理学がとった
心をモザイクの寄せ集めのように考える要素主義や観念論的心理学とは違っ
て、心を無意識における性欲を視点に置きながら全体的に把握する一元論的
な心理体系を可能にしたと評価している。それと同じことはマルクス主義に
も当てはまり、人間の活動を社会・経済的なものとトータルに捉える一元論
的発想が共通にあるとした。

　ルリヤは、このように精神分析が人間を全体的にみていくことを可能にす
るとして肯定的な評価をしているが、この発想は当時、ルリヤがモスクワ大
学実験心理学研究所の研究テーマの一つで、当時の所長のコルニーロフ
（Kornilov, KN）が唱える人間心理を行動のトータルな反応から考える「反応
学」とも共通するものだった。

　ルリヤは1924年から1934年まで、モスクワ大学実験心理学研究所の上
級研究員として、ヴィゴツキーらと共に新しい発想で心理学研究を展開する
試みに挑戦している。このあたりの事情は佐藤の『ヴィゴツキーの思想世
界』(2015) の第1章や、『ヴィゴツキー小事典』(2022) でふれている。この
時期、ルリヤはヴィゴツキー派としていくつかの共同研究を行っているが、
その一つが中央アジア・ウズベキスタンでの認識形成の比較文化研究であ
る。あるいは、ヴィゴツキーとの共通テーマでもあった言語と心理過程の発
達に関する研究はルリヤの主要な研究の一つになっている。

　ルリヤはヴィゴツキーと一緒に障害児・者の研究を一緒に行っている中
で、医学研究の必要性を感じ、ヴィゴツキーと共にモスクワ第一医科大学に
入学し、1937年にそこを卒業している。医学部では失語症の研究を行い、
その後の彼の脳損傷患者の診断と治療、あるいはその理論的研究を展開して
いった。特に、第二次世界大戦のドイツとの戦いで脳損傷患者が多数出たこ
とで、脳損傷患者の言語、思考、記憶の障害についての治療研究を行い、今
日でもなおリハビリテーション、特に言語聴覚セラピー（ST）の分野では欠
かすことができない「高次精神機能の体系的力動的局在論」の理論を出して
いる。このことはすでにふれておいた。彼はSTの問題に限らず広くリハビ
リテーションの機能回復訓練の考えとして「機能系の再編成」の考えを出し
ている。

　ルリヤの主要な研究は英語でも複数の著書があるが、ルリヤの代表的な研
究を知るうえでは、『ルリヤ現代の心理学』(下) (1975) の訳者あとがきで紹

介された研究リストが便利である。

　なお、ルリヤの失語症の言語訓練方法として、チェコ・プラハ言語学派のマテジウスとヤコブソンの言語理論を背景にしたものがある。言語理解としてテーマとそこに含まれている情報内容を推論することで得られる新情報のレーマの理解を言語の再学習の訓練課題としている位置づけられることになる。あるいは言語情報の概念レベルの理解としてシンタグマ（連辞）とパラディグマ（範疇列）の連続性と区別を理解することは、概念的な階層関係と構造的理解として必要なパラディグマの再学習をめざしたものである。

　ルリヤの失語症の言語訓練は、プラハ構造主義言語学の研究やヤコブソンの言語論の影響を受けながらユニークな研究として結実していった。なお、ルリヤの失語症の言語治療については本書の第7章でとりあげていく。

［文献］

Anokhin, PK (1966) Cybernetic and the integrative activity of the brain. In Cole, M & Maltzman, I. (eds.) A handbook of contemporary Soviet psychology. New York. Basic Books. pp830-856.

Cole, M(1979) A Portrait of Luria. In Cole, M & Cole, S(eds), 1979, The Making of mind: A personal account of Soviet psychology. Cambridge: Massachusetts Harvard University Press, pp189-225.

Cole, M. (1990) Alexandr Romanovich Luria: Cultural psychologist. In Goldberg, E (ed), 1990, Contemporary of neuropsychology and the legacy of Luria. Hillsdale: New Jersey LEA, pp10-28.

Goldberg, E (1990) Introduction: Tribute to Alexandr Romanovich Luria (1902-1977). In Goldberg, E (ed), Contemporary of neuropsychology and the legacy of Luria. Hillsdale: New Jersey LEA, pp1-9.

ゴールドバーグ，E (2001)脳を支配する前頭葉．沼尻由起子・訳，2007，講談社（講談社ブルーバックス）．

ゴールドバーグ，E (2018)創造性と脳システム．武田克彦・監訳，2020，新曜社．

稲川良 (2022)言語機能系の神経科学の基礎．稲川良・安田真章・編，言語機能系の再学習プロセスに向かって－失語症のリハビリテーションのために－，協同医書出版社，pp55-106.

Luria, AR (1925) Psychoanalysis as a system of monistic psychology. In Cole, M (ed), 1978, The selected writings of AR Luria. ME Sharpe, Whiteplains, N.Y. pp3-41.

ルリヤ，AR & ユードヴィチ，FYa (1956)言語と心理過程の発達．松野豊・関口昇・訳，1966，言語と精神発達，明治図書出版，pp7-136.

ルリヤ，AR (1957)随意運動の発生．松野豊・関口昇・訳，1966，言語と精神発達，明治図書出版，pp137-171.

ルリヤ，AR(1963-1970)人間の脳と心理過程．松野豊・訳，1976，金子書房．

ルリヤ，AR(1963)前頭葉損傷時の行為の調節の傷害．松野豊・訳，1976，人間の脳と心理過程，金子書房，pp165-193.

ルリヤ，AR (1971)失われた世界－脳損傷者の手記－（原題：失った世界と取り戻した世界－人の戦傷者の歴史－）．杉下守弘・堀口健治・訳，1980，海鳴社．

ルリヤ，AR(1973)神経心理学の基礎．鹿島晴雄・訳，1978，医学書院／第2版，1999，創造出版．

Luria, AR (1973) The Working brain: An introduction to neuropsychology. translated by Basil Haigh, New York: Basic Books.

Luria, AR (1973) The frontal lobes and the regulation of behavior. In Pribram, KH & Luria, AR eds. Psychophysiology of the frontal lobes. New York: Academic Press, pp3-26.

ルリヤ, AR(1974)認識の史的発達. 森岡修一・訳, 1976, 明治図書出版.

ルリヤ, AR.(1975)ルリヤ現代の心理学(下). 天野清・訳, 1980, 文一総合出版.

Luria, AR(1977) Romantic science. In Cole, M & Cole, S(eds), 1979, The Making of mind: A personal account of Soviet psychology. Cambridge：Massachusetts Harvard University Press, pp174-188.

Luria, AR (1978) The selected writings of A.R.Luria. edited with an introduction by M. Cole. White Plains, N.Y.：M. E. Sharpe.

サックス, O(1984)左足をとりもどすまで. 金沢泰子・訳, 1994, 晶文社.

サックス, O(1985)妻を帽子とまちがえた男. 高見幸郎・金沢泰子・訳, 2009, 早川書房.

Sacks, O(1990)Luria and "romantic science". In Goldberg, E(ed), 1990, Contemporary of neuropsychology and the legacy of Luria. Hillsdale: New Jersey LEA. pp181-194, In Anton Yasnitsky at al (eds), 2014, The Cambridge handbook of cultural-historical psychology, Cambridge: UK, pp517-528.

サックス, O(2007)音楽嗜好症. 太田直子・訳, 2014, 早川書房.

笹田哲平・上野山小百合(2021)自閉症児の豊かな言葉の世界観−対話による価値ある言語発達の可能性−. ヴィゴツキー学　増刊第1号, pp59-68.

坂野登・天野清(2006)言語心理学. 新読書社.

佐藤公治(2015)ヴィゴツキーの思想世界：その形成と研究の交流. 新曜社.

佐藤公治(2019)臨床としての対話−対話の理論, 対話の臨床−. 佐藤公治・本田慎一郎・菊谷浩至, 臨床のなかの対話力−リハビリテーションのことばをさがす−, 協同医書出版社, pp2-89.

佐藤公治(2022)ヴィゴツキー小事典：思想・理論・研究の構想. 新曜社.

# <sub>第</sub>5<sub>章</sub> バフチンの対話論
## ―社会的活動としてのことば―

　この章では、ロシアの言語哲学者であり、現実の生活の中で使われている生きた言語としての話しことばと他者との社会的交流である対話を論じたバフチンの研究をみていく。

## ■1 バフチンの言語論：生活の中の生きたことば

　バフチンが言語論の中心に位置づけているのは、他者とさまざまな形で関わり合うことで現実の生を展開している対話活動であり、それを可能にしていることばについてである。話し手と聞き手との間にはどちらかが支配的な関係になっているということではなく、まさに相互に連関する中で互いに影響をし合い、社会的現実を協同的に形成し合っている。その姿は文学の形をとってリアルに描かれることもある。たとえば、バフチンが問題にしたのは同じロシアの文豪ドストエフスキーの作品である。ドストエフスキーの作品は時にはバフチンの対話研究のための格好の材料を提供している。ドストエフスキーの作品の中の主人公たちは絶えず他者たちと語り、そしてその相互的な関わりの中で互いに影響を与え合い、現実の生を展開している。

　このようにバフチンが対話論の中で位置づけていることばは、抽象的な言語ではなく、あくまでの現実の生活の中で他者と関わっていることばである。バフチンは基本的には、ロシア語の речь（レーチ）と слово（スローヴォ）の2つを区別して用いている<sup>脚注1</sup>。本書ではレーチを「ことば」、スローヴォは「言葉」と表現して区別しているが、ここでも同じ表記の使い分けをしていく。バフチンがあえて「ことば」に注目するのは、言語を生きた現実の世

界で起きていることとして論じるべきだという彼の言語論があるからである。

## 2 バフチンの生きたことばへのこだわり：ソシュールのラング論批判

　バフチンと彼の研究仲間は、人間の言語活動を現実のリアルな世界で行われているもの、つまり、生きたことばを言語研究で取り戻そうとした。そこでめざしたのは話し手と聞き手の間で不断に展開される対話活動であり、そこから新しいことばの意味やものの考え方が生まれてくる相互生成論である。そのためには、言語学研究として一つの流れを形成したソシュールの形式的な言語論を批判し、乗り越えていくことだった。

　バフチンと仲間たちのいわゆる「バフチンサークル」の手になる『マルクス主義と言語哲学』(1929) では、ソシュールのラング論ではいっこうに生身の人間の言語活動に迫っていくことはできないとした。バフチンたちの批判の対象になったソシュール言語学を確認しておこう。

　ソシュールは、その当時の言語学研究では主流であった言語の進化や歴史的な変遷という言語の歴史の部分を問題にしていたのに対して、言語の基本的性格やその役割の解明こそが言語学で明らかにしていくべきだとして大きな転換を図った。言語の歴史的変遷を問題にする「言語の通時態」から「言語の共時態」へのシフトである。彼は、言語の持っている普遍的な性質として、言語の「恣意性」と「差異性」を強調した。

　日本語では動物の犬のことを「いぬ」という言葉で表現し、またこの言葉によって犬という対象を指示することができる。英語ではこれをdog、フランス語ではchien、ロシア語ではсобакаで、表記されているものの共通性などはないし、日本語の「いぬ」という言葉も対象である犬の形態や物理的特徴を連想するものは何もない。通時態的には犬の漢字の語源には犬の立ち姿を象形文字として表したものだという説明があるが、漢字から日本語のひらがな文字になり「いぬ」という言葉になった時には元の犬の姿形からその言

---

脚注1　桑野隆 (2013) は『ドストエフスキーの創作の問題』(1929) の訳注で、словоを「言葉」、речьを「ことば」と訳し分けて、バフチンが両者をどう使い分けているかを述べている。桑野は、バフチンは2つの使い分け方は時期や著作によって揺れがあるが、その大まかな傾向は次のようなものであると言う。словоは、1) 言語学の対象である言語体系（ラング）と対置させて、「具体的で生きた総体としての言葉」を指して使われることが多い。2)「語、単語」の意味で使われている場合もある。これに対して、речьは実際に使われた状況下での言葉遣いを指しているケースが多い (pp.370-371)。

葉を連想することなどできなくなっている。犬の例のように、国によって言葉が違っているのは言語表記とその体系がまさに恣意的に作られていることを意味する。もちろん、恣意的と言っても個人が気ままに決めているということではなく、一つの国の言語体系として作られ、それが共有されているということである。このような言語の「恣意性」とともに、言語は一つの単語は別の単語とは区別される体系としての「差異性」がある。また、イヌとイスでは「ヌ」と「ス」というわずかな違いしかないが、この言葉によって指示される対象はまったく違っていて、2つを混同すると大変なことになってしまう。このように言語を個別の言語事項だけを問題にするのではなく、「差異性」をともなったものの間の関係性と体系性として考えた。いわば言語のシステム性とでも言えるものである。

　だが、ソシュールは、この言語のシステムを一つの社会に普遍的に安定して存在する言語体系であるラングとした。その意味では、彼の言語論は時には構造言語学と言われたりもする。ラングは客観的で個人を超えた社会的な規則の体系で、イヌとイスを取り違えるようなことをしては許されないという社会的な強制をともなっている。だから安定した構造として人の言語活動を枠づける構造言語学である。

　だが、人間はこのようなラングとは別に一つの言葉や単語に個人的な意味をともなったものとしてパロールを用いている。たとえば「リンゴ」という言葉も個人によっては違った種類のリンゴを想定するというように個人の差異をともなっており、どのリンゴであってもそれを普遍的に意味するような「リンゴ一般」とは違った意味のニュアンスが存在している。もちろん、ソシュールもこのような個人の具体的な言語活動であるパロールを考えていたが、これは個人のレベルに属するもので、それは不規則的で安定した科学的探究が難しい対象と考えた。彼は新しい言語研究を構築していくために、まずラングを優先していった。これによってソシュールは、言語の意味と解釈の過程を言語研究から遠ざけることをしてしまった。たとえば、ソシュール自身も使っている一つの例を考えてみよう。

　スイス・ジュネーブのコルナヴァン駅からパリ行きの列車は毎日5時25分に発車する。私たちはその列車に同じという同一性を位置づける。彼曰く、私たちにとって、これが同一性ということである（ソシュール『一般言語学講義』第2部、第3章）。たしかに時刻表にある列車とその出発時間はいつも同じでなければ混乱をする。だが、ここで「同一性」と言っているのは、あくまでも記号としての同一性であって、この列車の内容が同一であることを

意味してはいない。別の車両が使われる時もあるし、もちろん乗務員も違っているだろうし、たまたま乗客が満員の時と、空席が目立っている時とではこの列車を利用しようとする人にとって、この列車が意味していることは違ってくる。ソシュールの記号の同一性はあくまでもラングとしてのそれであって、記号によって表されている対象の意味は省かれている。

　ここにソシュールのラング論の問題がある。そこでは言語記号の偶然性を考慮に入れることなく、社会的に共有可能な社会的安定性を重視している。だが、記号の意味と解釈は形式だけで一義的には決まらない。もちろん、名前が付けられた列車が時刻表通りに出発することは社会生活上大切なことであるが、記号の形式的な働きと記号によって表される意味とは区別しなければならない。

　ソシュールは安定した記号体系を重視したために、不規則で個人的な解釈が入ってこざるを得ないパロールを後回しにしてしまい、結局はパロール研究に行き着くことはなかった。だが、この残された部分こそが言語記号の意味を考え、現実社会における人間の具体的な言語活動を扱うためには欠かせないものである。教訓的なことだが、前の第3章でふれたヴィゴツキーが若い頃から親しんでいたユダヤ教の聖典である旧約聖書の中の「コヘレトの言葉」の第8章の冒頭部分では「誰が言葉の解釈を知りえよう」と述べて、一方的に解釈を押しつけるとか、正統性を述べることを戒めている。

## 3 社会的な活動としてのことば

　ソシュールは、ラングを社会的に共有された客観的な記号体系とし、他方ではパロールを記号の意味として個人的意味が加わったものとするというように、社会 対 個人という図式を考えた。これに対して、バフチンは個人的な活動であるパロールも実際の現実の中ではけっして個人の中に閉じてしまっているのではなく、他者との対話活動の形で展開されているとした。現実の社会の中で生きたことばとなっている時には、パロールも社会的な背景の下で行われている。言語活動はいつも対話という最低限の社会的関係の中で行われているというのがバフチンの基本姿勢である。

### (1) 個人と社会的な言語としてのパロール
　バフチンは、ことばは人と人との間の対話的状況の中でのみ存在するとして、このことを「ことばの原初的対話性」と呼んでいる。言語は話しことば

として扱わなければならない。その時には、話しことばであるから、当然ながら、他者とのコミュニケーションの形をとることになる。バフチンたちは先の『マルクス主義と言語哲学』で、どんな発話も言語的コミュニケーションの一環であって、発話はそれ自体が話し手と聞き手との相互作用から生まれた所産だと言う。バフチンたちは次のように述べている。ことばとは、私と他者との間に渡された架け橋である。その架け橋の片方の端を私が支えているとすれば、他方の端は話し相手が支えている。ことばとは、話し手と話し相手の共通の領土なのである（邦訳p.130）。対話的交流こそが日常の生活という場でみせる言語の真の姿である。

　バフチンたちはさらに次のように続けている。「あらゆる発話、あらゆる表現を組織化する中心は内部ではなく外部にある。すなわち個をとりかこむ社会的環境の中に」（邦訳pp.142-143）。動物の場合は、その叫び声は個体内部からの生理的反応として発したもので、社会的意味やイデオロギー的な反応ではまったくない。これに対して人間の発話は、最もプリミティブな発話であってもその内容、意味は外部の社会的環境の中で組織化されている。発話は話す時の状況によって規定されている身近なものはもとより、それだけでなく言語共同体や集団の条件の総和によって規定されている社会的な相互作用の所産である。したがって、個々の発話（パロール）であっても、それは社会学的分析を受け入れないような個人的なものではない（邦訳p.143）。

　バフチンたちは、ラングではなくパロールという記号の中の個人的意味を担っているものにこそ言語の現実があるとした。もちろん、パロールを使っていく個人の言語活動は社会的なものや状況の中でしかその意味を持ち得ないということである。

　バフチンたちは個人の発話であっても社会的な背景の下で行われていることを「ことばのジャンル」（『ことば 対話 テキスト』、1952-53）の中で次のように述べている（邦訳p.136）。「ことばのジャンル」は、軍隊の号令やお祝いの席でのスピーチ、友人との打ち解けた会話などのように、日常の場面ごとに使い分けられる発話の形式のことである。そして、「社会的言語」は、ある時代の特定の社会階層（職業、世代など）に特有にみられる談話で、地域的な方言や専門用語もそこに含まれる。ことばが現実の姿として存在するためには、必ずその主体である個々の話者の具体的な発話の形をとらなければならない。

## （2）社会の中の言語の現実的な最小単位としての声、そしてイントネーション

　言語学で声に注目したのはバフチンたちである。声は主体の人格や意識が具体的な形となって表れてくる。声は主体の個人的な活動でありながら、それは社会・文化的意味を帯びたものして存在している。日常生活の中では文脈や状況に合わせながらことばを使用しているが、先にみてきたように、「ことばのジャンル」といった制約や、「社会的言語」としてある社会階層や方言のようなことばのニュアンスの違いなどの枠組の中で、人は具体的な発話や声という形で言語を展開している。

　言語活動の最もリアルな単位として声に注目することは、言語の発生を議論していくための大事な作業である。前の章でみたヴィゴツキーの言語発達論でも、言語を話しことばとその役割から始めていた。それはコミュニケーション活動という社会的活動が、個人の言語使用の前駆的なものとして考えたからである。ちなみにヴィゴツキー派のワーチが『心の声』(1991) でも、ヴィゴツキーの言語論と関連づけながらバフチンたちの言語論、対話論を声や発話と関連づけて論じていることに改めて注目しておきたい。

　声は文字として書かれたものとは違って、アクセント、イントネーション、リズム、声のトーンといったものによってその人のことばに込めた感情、情感、情動、不安、恐怖、緊張といったさまざまな感情を表している。そしてメッセージとして表現された内容に対する評価も加わってくる。強く反発した時の声、あるいは相手の考えに賛成し、同意した時に出す声とそのトーンである。ここに話しことばの基本単位としての声の働きがある。だから、短く出された一言であっても立派にことばの伝達の役割を果たしている。この後の第6章でみていくように、ことばが十分に話せなくなった失語症患者が出す片言や無意味音節にリズムを付けていくプロソディー発話が、相手との会話に大切な働きをすることがある。文法的に正確なことばだけを問題にするだけでは、日常の会話を扱うのには不十分である。

　バフチンが声のイントネーションの果たしている役割を「ことばのジャンル」で述べていることをみていこう。先にみた「ことばのジャンル」のもう一つの別の要因の発話の表情についてである。発話の構成とスタイルを決定しているものに発話の表情があるが、それは話し手が自らの発話内容について情動的な態度といった主観的なものを込めて発話しているということなのである。そもそも中立的な発話というのはなく、そこに話し手は自分のことばに発話の表情を込めていく。ことばに情動などの表情の側面をもたらしてくるのは具体的な発話であり、声である。だから注目すべきなのは発話であ

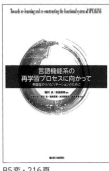

# 言語機能系の再学習プロセスに向かって
## 失語症のリハビリテーションのために

稲川 良・安田真章●編集
佐藤公治・稲川 良・安田真章・木川田雅子・湯浅美琴●共著

### 行為、思考を生み出す言語機能系
### リハビリテーションの評価と治療のさらなる可能性

失語症に対するリハビリテーション治療をテーマに、その障害を人間の神経機構と心理・文化・社会的な文脈とを橋渡しする高度に発達した言語機能系の障害として捉え、それに対するリハビリテーションの評価方法と具体的な訓練方法の流れを紹介します。

B5変・216頁
定価4,400円(本体4,000円+税10%)
ISBN978-4-7639-3059-0

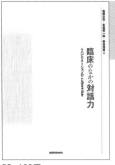

# 臨床のなかの対話力
## リハビリテーションのことばをさがす

佐藤公治・本田慎一郎・菊谷浩至●著

### ことばによってことばを越える
### 豊かな臨床のビジョン

ことばは人間の認知過程を変えていく! ことばが重要な役割を演じるリハビリテーション治療の現場感覚を、心理学者、セラピスト、詩人の対話によって描き出す教科書。学術と臨床の生き生きとしたコラボレーション。セラピストのための「ヴィゴツキーによる対話理論」の絶妙な解説書でもります。

B5・188頁
定価3,300円(本体3,000円+税10%)
ISBN978-4-7639-1085-1

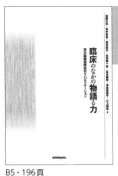

# 臨床のなかの物語る力
## 高次脳機能障害のリハビリテーション

佐藤公治・田中彰吾・篠原和子・本田慎一郎・玉木義規・中里瑠美子・三上恭平●著

### 教育心理学、哲学、認知言語学、そして
### リハビリテーション治療学とのコラボレーション

人間に備わる言語による記述能力を、「自分の経験を記述し、それを創り上げていく」という意味合いを込めて「物語る能力」と捉え、その能力を治療のダイナミズムに活用するための思考方法を提言。患者の主体的な学びの可能性を拡張していく試みです。

B5・196頁
定価3,300円(本体3,000円+税10%)
ISBN978-4-7639-1088-2

協同医書出版社　〒113-0033 東京都文京区本郷3-21-10　Tel. 03-3818-2361／Fax. 03-3818-2368　最新情報はこちらから

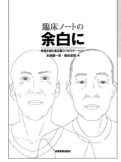

# 臨床ノートの余白に
## 発達支援と高次脳リハビリテーション

本田慎一郎・菊谷浩至●著

### 経験はどうやって語れるのだろうか
### 経験はどうやって聞きとれるのだろうか

リハビリテーションの臨床のなかで、「対話」を通して本人やセラピストの双方が気づき、考え始めることをできる限り漏れなく書き留めることで、臨床の生きた流れを再現したものです。リハビリテーション・カルテの枠内に書ききれないことのなかに臨床のための気づきが発見されていく「実感」を浮き彫りにします。

A5・236頁
定価 3,300円（本体3,000円＋税10％）
ISBN978-4-7639-1091-2

り、声である。

　対話の相手との間で返答し合う中では、イントネーションが加わった発話が展開されてくる。発話の表情の要因は、まさに発話の本質であって、言語の基本単位である語や文には発話が直接表すこのような表情は欠けてしまっている。それは同時に、発話は文脈の影響も受けてくる。あくまでも具体的な発話の状況、他者とどのような対話の中での発話なのかが重要になる。発話や対話を考えていく時に相互作用が展開されている文脈と状況を考慮した研究が不可欠である。

　ことばと同様に記号の具体的に形となって表れている声は、これを使用する者が能動的に関わっていることを考えると、そこには使用者のイデオロギーが入ってくる。もちろん、ここでバフチンが言っているイデオロギーとは政治的なものだけでなく、観念として形成されたものも含む広い意味である。意識と言い換えても良いものだろう。イデオロギーはけっして社会的、政治的な内容のことだけでなく、日常の会話の中で自分の意見に対して賛成、同意し、あるいは逆に反対の意見を述べ、反論するといった応答関係も含んだものである。その時には、一つのことばにアクセントを付けながら強調されて語られることが多い。

　声に代表される記号はそれを使う者の主体的、能動的な活動が介入してくるという意味では動的なものであり、具体的な形となって表れている。それは客観的なアプローチが可能になってくることを意味している。イデオロギー、あるいは観念形成体の世界も、記号を通して客観的に研究できるということである。このことをバフチンたちは『マルクス主義と言語哲学』の始めの部分でも強調していた。「どの記号的・イデオロギー的現象も、音、物体、色、身体の動きなどのようななんらかの物質として存在する。つまり、記号の現実性は十分に客観的なものであり、一元論的な客観的方法で研究することができる。記号とは、外的世界の現象なのである」(邦訳p.16。ほぼ同じ文章は、桑野2020『[増補] バフチン』p.92にある)。同じように、バフチンの初期の著書である『ドストエフスキーの創作の問題』(1929) で、ドストエフスキーの作品というのは主人公についての形象（イメージ）を述べているのではなく、十分に重みを持ったことば、純粋な声なのであり、読者の私たちはそこに主人公の声を聴くのだと言う (邦訳p.86)。まさにドストエフスキーの作品は複数の主人公たちの複数の声が織りなすポリフォニー小説なのであり、だからこそバフチンは、ドストエフスキー論を論じることで対話の現実を語ることが可能であった。

バフチンは話しことばに加えて広い意味での記号を問題にした。そこでは言語以前の身体表現が対話に果している役割を論じている。たとえば、彼の後半の論文である『一九六一年の覚書』では次のように言う。「生きるということは、対話に参加するということなのである。すなわち、問いかける、注目する、応答する、同意する等々といった具合である。こうした対話に、ひとは生涯にわたり前身全霊をもって参加している。すなわち、眼、唇、手、魂、精神、身体全体、行為でもって」。あるいはもう少し後のところでも、声を広い意味として述べている。「（声には）声の高さ、声域も、声色も、美的カテゴリー（情感的な声、芝居がかった声、その他）も含まれる。人の世界観や運命も含まれる。ひとはひとまとまりの声として対話にくわわる。ひとは自分の考えだけでなく、自分の運命、自分の個性全体でもっても、対話に参加する」（以上は、桑野隆（2021）『生きることとしてのダイアローグ』、pp.8-9による）。ここでの身体は単なる肉体として身体ではなく、主体の意識の発現としての身体的行為である。バフチンの対話論を考える時、彼の意識論と身体論は密接不可分になっている。

## 4 バフチンの対話におけることば的意識論と身体論

　ここでは、バフチンが個人の内的活動としての意識をどのように論じていたのかをみていくが、はじめに彼のことば的意識論をとりあげる。次に言語活動を表裏一体の関係になっている情動と身体についてバフチンはどのように述べているかをみていこう。

### （1）バフチンのことば的意識論

　バフチンたちは『マルクス主義と言語哲学』で独自の言語論を展開する中で、言語が意識にどのように関わっているかを議論している。この問題は先の第3章でもとりあげたように、ヴィゴツキーが言語と思考との関係、さらにはそこから人間の意識の生成について議論していたこととともつながっている。ヴィゴツキーとバフチンとの議論の仕方は、ヴィゴツキーが『思考と言語』（1934）で言語と思考との関係を通して意識の問題を論じているのに対して、バフチンたちは思考活動を介在させないで言語と意識を論じているという違いがある。これまで意識は観念的に扱われることが多かったが、バフチンは記号という具体的なものとの関わりの中で生じるという現実的なものとして意識を論じていこうとした。

　バフチンと彼の研究仲間は『マルクス主義と言語哲学』のはじめの部分で次のように述べている。「意識は記号として具体化されてはじめて実現され現実のものとなりうる」(邦訳p.18) もので、また「記号とは、個々人の意識の相互作用の過程の中にのみ発生する」(邦訳p.19) ものである。このような形で記号を介して人と人の間で展開されているコミュケーションの過程として意識はあるということで、意識を個人の内的なものとはしないということである。だから、意識は社会的なイデオロギー的性格を持ったもの、個人を超えたものである。このように、バフチンたちは、意識と言語とは弁証法的な関係として、どちらか一方で説明できるものではないとした。この後のところでも彼らは次のように述べている。「話し手の主観的な意識は、規範的に同一な諸形態の体系としての言語 (引用者注：ラングとしての言語記号のこと) とともにはたらくわけではない。…話し手にとって言語形態が重要なのは、安定し、つねに自己同一的な信号としてではなく、つねに変化しやすく弾力性のある記号としてなのである」(邦訳pp.99-100)。つまり、自分の意識を表現するために自己の、あるいは自分たちのことばとして使われるパロールとしての記号がこの「弾力性のある記号」であり、これが話し手の観点、つまりことばが生まれて外へと発信されていく時に不可欠になっているのは、パロールとしての言語活動である。ここには、ことばを発する者の内言とパロールとの間の相互規定的な関係が存在する。具体的にはバフチンたちが内言の単位として「発話の全体印象」と呼んでいるものである。バフチンたちが言う「発話の全体印象」とは次のようなことである。「この全体印象とは、ある対象の全体がまだ分化していない印象―明確な認知に先行してその基礎となっているいわば全体の芳香―のことである。たとえば、ある語や名前を、それが口まで出かかっているのにもかかわらず、思い出せないことがある。つまり、すでにこの語や名前の全体印象をもっているのに、具体的な分化したイメージにまで発展させられないものである」(邦訳p.262)。そして、この全体印象は認識の面で重要な意味を持っている。この「発話の全体印象」は、ひとまとまりのものの諸形態をなしているということでは心理的には等価物であり、統一性を与えるものである。

　私たちは、自分たちの考えを他者に伝えるという目的と動機を実現するために、まずはパロールとしての記号的表現を用いる。したがって、ことばはしばしばそれを発している当事者がどのような状況や文脈の中で何を言いたいのかという、まさにパロールとしての記号表現として微妙なニュアンスの違いを持つことがある。「発話の全体印象」は、個別の具体的な発話の状況に

依存しながらこの発話の意味するところ、つまり、バフチンたちの言う「評価的アクセント」に色づけられることになる。たとえば、バフチンが例としてとりあげているドストエフスキーの『作家の日記』(1873) の中の記述 (1873年の13・小景の中の2にある記述、邦訳pp.132-133) をみてみよう。これと同じものをヴィゴツキーも『思考と言語』の第7章でとりあげているが、6人の酒に酔った工員たちが歩きながら口論を始めた時のことばについてである。彼らは文字に書き起こすと同じ名詞を口にして口論を始めたのであるが、この同じものの名詞、あからさまに口にすることが憚られることばをそれぞれ違ったイントネーションで用い、違った意味を表現したのである。この場合、一つのことばがある共通の対象を指示してはいるが、そこではまったく異なった意味を帯びたものとして用いられている。だから、このことばで言いたいことはそれぞれが発話の中で特有のイントネーションを使うことで実現されており、この発話の意味を評価するためにはどのようなイントネーションの下で発せられたかを考えなければならないということである。

## (2) バフチンの身体論

　それではことばや対話と相互規定的な関係になっているこの意識を生み、育てているものは何だろうか。バフチンたちも記号と相互規定的な関係を持ちながらも、同時に記号からは自立している個人の身体や情動について言及している。バフチンたちは先の『マルクス主義と言語哲学』で次のように述べている（ここでは北岡・訳のものを用いるが、北岡・訳の書名は『言語と文化の記号論』）。ことばはまずは人と人との間の社会的なコミュニケーションの過程で生まれ、それが次には内部に移され、内的発話となっていく。それでは外的な社会的活動で内的発話の世界は説明し尽くせるかというとそうではない。内的記号（心理）と外的記号（イデオロギー）の関係は弁証法的関係として捉えるべきであり、どちらか一方だけで他方を論じ尽くすことはできないということである。そこで、彼らは以下のようにも言う。「（だから）心理主義が正しい点もある。内的記号なしには、外的記号も、存在しえないからです。内的記号の脈絡のうちに組み入れられない外的記号、つまり理解もされず経験もされえない外的記号は、記号ではなくなり、物理的な物質に転化してしまいます。心的過程はイデオロギー（記号）に充たされることによって生きております。それと同様に、イデオロギー記号も、心理内に移入され、そこで経験されることによって生きております。心的経験とは、いずれ外的なものとなる内的なものです。イデオロギー記号とは、いずれ内的なものにな

る、外的なものです」(北岡版邦訳p.83)。

　バフチンたちは、記号による表現が行われるためには、その記号の素地となっている内的体験がなければならないことを指摘する。そして、この記号的素材は身体に根ざしたものである。「なにが心理の記号的素材となっているのであろうか。それは、器官の活動や過程のすべてである。つまり、呼吸、血液循環、身体の動き、内言、顔の表情、外部からの刺激(たとえば光の刺激など)にたいする反応などである。要するに、有機体の中で進行するすべてのものが体験の素材となりうる。というのも、すべてのものが記号的意味を獲得し、表現可能となるからである」(桑野版、邦訳p.47)。

　そして、ことばによる記号表現を中心に据えるバフチンは、この心理の記号的素材である身体も記号によって表現されない限り意味として存在できなくなると言う。「もし体験が意味を有し、それが了解され解釈されるならば、それは実在する記号としてあらわれているはずである。体験は記号によって表現されうる(ほかの者たちのために体験をことばや、顔の表情、あるいはなにか別の方法によって表現しうる)だけではない。(他人のための)こういった外へ向けての表現のほかに、体験は体験している当人にとっても記号という素材の中にのみ存在するのである。この素材の外では、体験そのものはまったく存在しない」(桑野版、邦訳pp.46-47)。たしかに、身体も記号それ自体は物質的なものであり、それが意味を持つためにはそれらが了解され、解釈されなければならないことは言うまでもない。

　バフチンたちの場合は、身体的経験や身体表現は言葉による記号表現に変換されなければならないことを強調する。「心理の記号的素材となっているのはもっぱら言葉—内言—なのである。たしかに、内言は記号的意味をもつ多量のほかの運動反射とからみあってはいる。しかしそれにもかかわらず、内面生活の基礎であり骨子となっているのは言葉である」(桑野版、邦訳p.47)。

　だが、身体表現は言葉による表現にすべて変換されなければならないのかと言うと、必ずしもそうではない。身体表現それ自体は、言葉による記号表現以前の身体に根ざした意味表現や記号としての機能を持っている。メルロ=ポンティは、この身体レベルでの個人間の意味の了解を間身体的一致と述べ、これが相互了解の根源にあるものだと言う。ここがバフチンとメルロ=ポンティとが共有する部分と相違する部分である。次に、メルロ=ポンティの身体性の議論を手短に確認して、バフチンとの連続性を確認することにしよう。

## （3）メルロ＝ポンティの身体論：「無言のコギトはあるか」

　言葉と身体の問題を直接問題にしたのは、現象学者のメルロ＝ポンティ（Merleau-Ponty, M）である。彼は、認識活動にとって言語は必須なのか、あるいは言語によらない認識、つまり「無言のコギト」はあり得るのかという議論をずっと続けていた。人間の認識の原初にあるのは、彼が問題にしている言語によらないで世界をまとまった認識図式でまとめ、理解していくゲシュタルトの枠組みはあるだろうが、人間はただそれだけで済ませているのかという議論である。そこでは彼は言語が加わることで新しい人間の認識が生れてくるという主張も同時にしている。それは、複数の層にある異なった機能が統合されてまとまったものになっているという考えである。

　メルロ＝ポンティの発言をみていこう。彼は人間がこの世に生きている以上は、物理的秩序、生物的秩序に加えて人間独自の世界を把握するための人間的秩序を持っているという。それが、環境を意味のある形態として捉えるゲシュタルトであり、そして、言語による世界の理解と把握である。そして、人間は社会的存在として他者と経験を交わり合っている。経験の基盤を作り、人間精神の最下層になっているのが自己の身体的行為であり、他者との身体的交流である。『知覚の現象学Ⅰ』では、次のように述べている。わたしが他者を理解するのはわたしの身体によってである。…身ぶりとその意味に共通するもの、たとえば情緒の表現とその情緒に共通なものはすぐに理解できる。ほほ笑み、和らいだ顔、軽やかな身のこなし、これらは現実の動作のリズムを含むものであり、世界における存在のありかたを含む－これはその主体の喜びそのものを示すものであると。言語的意味表現の基礎には、身体的経験と身体運動的表現があるということだろう。

　私たちの社会的活動は、ことばによる社会的関わりを無視することなどできない。そこに言語と身体との関わりが出てくる。彼は、言語が自己の身体的活動に対して勝手に上から当てはめるような形であるのではない、言語が「無言のコギト」を埋めるのではなく、言語と身体活動とは不可避的に連関している、とも言う。言語、ここでは彼はパロールとしての言語行為を想定しているが、身体的所作や知覚によって支えられ、また触発もされていると考える。

　メルロ＝ポンティは『知覚の現象学Ⅰ』の「表現としての身体と言葉」の中で、言語的記号の原初である身体表現などの「自然的な言語」と、自分の体験を記号化した「パロール」、そして社会的に分け持たれた言語体系を用いた「規約に基づく記号」（ラング）という3種類の記号とその相互連関があ

ることを説いている。

　このように、メルロ＝ポンティは人間の精神を複数の機能の層を想定し、人間の原初的なものとして身体による行為やゲシュタルト的把握があり、仮に言語を重視したとしても、これらを否定するものではない。だが一方で、それらに言語が加わっていくことでまったく別の新たな機能とその発達が実現してくることも事実だと言う。身体とことばとは一つの世界を相互に関わりながら作っているということである。

　身体は雄弁に語る時がある。あるいはことばが身体の内面世界を表現することではじめてことばとして生きたものになることもある。このことを第3章でみたヴィゴツキーとも深い親交があった演劇の指導者のスタニスラフスキーのいう「ポドテクスト（内面的意味）」で考えてみよう。スタニスラフスキーの演劇論をまとめたクリースチの『スタニスラーフスキイ・システムによる俳優教育』(1968)で、ことばと行為について述べられている一節である。「ことばと行為が互いに矛盾している時、その人の真意、精神状態を知る鍵は、常に行為の側にある。不普通の場合、言語行為は身体行動にとけこみ100パーセントそれによりかかっているものである。身体行動が言語行動をともなうというより、むしろ身体行動が言語の発生に先行しているのである。言うべき相手を見かけるとか、感じとるとかしないうちは、つまり基本的な身体行動を果たさぬうちは、『こんにちは』ということばさえ言わないものである。舞台の上でも同じことなのだ。ことばが行動に先行してしまうと、有機的本性の法則は、乱暴に破壊される。そして、言語行動は機械的なおしゃべりに道を譲ることになる」(邦訳p.128)。

　身体表現とことばとは一体になって、その人の内面世界をはじめて表現できる。セリフや脚本のテクストで表現されたものの背後にはセリフの本当の意味、ポドテクストがある。つまり、ことばとして外に表されたものの背後には俳優の願望や感情、本音が隠されている。それは時にはことばではなく、身体による表現、所作で示されることがある。その人の思想である。テクストとして書かれたものを俳優はポドテクストとして、独自の内面世界、つまりことばに生命を与えるものをいかに身体と結びつけてことばで表現するかということである。ことばに生命を与え、観客に感動を与えるものはまさにテクストの背後にあるポドテクストを表現することである。ポドテクストは身体とことばが有機的に関連した世界を表している。

　人間精神の基本になっている思考や意識活動と言語とはどのような関係の中で生じているかという、メルロ＝ポンティが問題にしていたことを、ヴィ

ゴツキーは『思考と言語』をはじめ、一連の研究で解いていこうとしたことが分かるし、同時にバフチンの身体論との連続性もそこに確認することができる。

## 5 バフチンの自己・他者論

　バフチンは後期の『ドストエフスキーの詩学』(1963) で、ドストエフスキーの作品を題材にしながらことばの背後にあってそこからみえてくる意識としての自己はどのようなものとしてあるのか、その本質について議論をしている。自己という意識は他者の存在や意識との普段の相互的関わりの中で存在している。そこには、自分とは違うもう一つの他者の声と交流するポリフォニー（多声）がある。これが人間の自己としての意識の姿だとバフチンは言う。「それぞれの世界を持った複数の対等な意識が、各自の独立性を保ったまま、何らかの事件あるいは出来事というまとまりの中に織り込まれてゆくのである」(邦訳p.15)。ポリフォニーとしての声は、一つの対話の場という平面に併置もしくは対置され、相互に協調しながら融合しない関係として、あるいは出口のない対立関係として、また融け合うことのない声同士のハーモニーとして、あるいは止むことを知らない無限の論争として展開される（邦訳p.61）。

　当然のことだが、自己の意識も、そして思想も、完結したまとまりを持ったモノローグの形をとるのではなく、他者の思想や意識との間の境界線上で緊張しながら存在している。それが人間の姿である。多声としてのことばで表されているのは、さまざまな意識の間で相互作用として展開されていることを意味している。バフチンはこのことを次のように表現している。「イデエ（思想）とは間個人的、間主観的なものであり、その生息圏は個人の意識ではなく、意識同士のあいだの対話的交流の場なのである。イデエ（思想）とは2つもしくはいくつかの意識が対話的に出会う一点で展開される、生々しい出来事である」(邦訳p.180)。

　あるいは、彼のもう一つのドストエフスキー論の『ドストエフスキー論の改稿によせて』(1961) では、次のように述べている。能動的に他者と関わること、対話することではじめて自己を意識化し、知ることができるのであって、自己の中に他者を見出すことによって体験を意味として言語化していくことが可能になる。だからバフチンは言う。「生はその本質において対話的なものである。生きるとは即ち対話に参加すること―尋ね、耳を傾け、答

え、同意したりすることである。この対話に人間は全身と生命活動のすべて
－眼、唇、手、魂、精神、身体のすべて、さまざまな行為－によって参加し
ている」（邦訳p.262）と。つまり人間の本質的な営みは対話であり、そこから
社会で生きている個人一人ひとりのアクチュアルな姿を捉えていくことが可
能になる。

　バフチンの初期の『美的活動における作者と主人公』（1920-24）で、彼
は、私たちはいつも他人の目で自分を見ていると言う。他者から見た自分は
どういうものであるか、それをいつも意識している。他者の眼で自分を見る
ことで私たちは自分自身に立ち戻るのである（邦訳p.137）。自己の中にはい
つも他者からの視点が入っている。バフチンは鏡に映っている自己を例にし
てこれを説明している。私たちが自分の姿を鏡で見る時、そこには他人が自
分をどう見ているかという視点を入れながら自分の姿を見ている。他者から
の眼を通して自分というものを確認し、形成していこうとする。他者は社会
的に望ましいものという価値評価的なものである場合もあるだろう。自分自
身に対してこのような立場を見出そうとしているとも言える（邦訳p.157）。
そもそも、自分で自分自身の実像を見ることはけっしてできない。あくまで
も鏡に写っている虚像である。自分の後ろ姿を直接見ることができないこと
を考えてみれば、それは容易に想像できることである。自分の実像を見るこ
とができるのは他人だけである。

　私と他者との相関関係こそが、現実の人間の具体的な内的な意識や心的体
験を作っていく形式である。他者と関わることは、結局は自己を見直し、自
己を作っていくことである。自己の中で経験した心的体験とその意味を他者
との対話でどう自分なりに納得していくか、あるいはさらに新しい問題へと
進んでいくのか、この対話の過程の中で自分の前にどういう他者がいて、ど
ういう対話が起きているのかということである。

　能動的に他者と関わること、対話することではじめて自己を意識化し、知
ることができ、自己の中に他者を見出すことで体験を意味として言語化して
いくことが可能になる。だからバフチンは次のように言う。「生はその本質
において対話的なものである。生きるとは即ち対話に参加すること－尋ね、
耳を傾け、答え、同意したりすることである。この対話に人間は全身と生命
活動のすべて－眼、唇、手、魂、精神、身体のすべて、さまざまな行為－に
よって参加している」（邦訳p.262）と。つまり、人間の本質的な営みは対話に
あるということ。このように対話を捉えていくことによって、社会で生きて
いる個人一人ひとりのアクチュアルな姿を見出していくことが可能になって

くる。

## 6 改めて日常生活の中のことばと対話を考える

バフチンの言語論をみてきて、他者との間で交わされる対話とその活動の基本単位であることばは、ことばを発する人ならではのものの考え方、主張、意見として出されたものであった。まさにその人の人格、意識がことばとなって表れている。そして、時には他者の人格、その意識との交流、ぶつかり合いという対立を通して自己を確認していく。もっと簡単に言えば、話してみることによって相手に自分の考えを伝えることができるということである。あるいは逆によく理解してもらえなかった、さらには受け入れてもらえなかったことを経験してもいく。結果はどうあれ、私たちはいつもことばの糸を通して他者とつながっていようとする。

ことばは自分の内的世界の意識から出たものであるから、時には自分だけのことばになっていることがある。あるいは仲間内の自分たちだけのことばの場合もある。先の第3章でふれておいたヴィゴツキーの述語主義がその一つの例である。もう一度確認をするが、これからやってくるであろう列車を一緒に待っている相手に話す時に、主語を省略した述語、つまり動作が使われるということである。同じ目的のために同じ場所にいて、同じ目的を持っている相手には主語は省略される。日常の会話ではそれがむしろ自然なのは頷けることだろう。

日常生活におけることばについてヴィゴツキーの言う「述語主義」に加えて、もう一つ確認しておかなければならないのは、私たちは普段の会話ではけっして言語表現として文法規則に則った完璧な日本語などを使っていないということである。その一つに、指示対象を代名詞で表現して使っていることがある。「これ」「あれ」「あそこ」といったことばである。これは「ダイクシス（deixis）」と言われているもので、日本語では「直示詞」とか「直示表現」と言われている。日常生活では私たちはこの種のものを頻繁に使っている。「あれ持ってきて」という求めに対して、「あそこにあるよ」と答える。「あれ」とは一体何なのか、この会話の場面と状況が分からなければいっこうに分かるはずがないが、会話の当事者たちは「あれ」が何を指示しているかは分かっている。だから短い「あれ」で済んでしまうのである。

この「ダイクシス」については言語人類学のハンクス（Hanks, WF）が比較文化的研究によって明らかにしているが、「ダイクシス」は通常の言語規

則では説明できない範疇のもので、彼が指摘しているように、自然言語としての発話は状況に依存しているという発想で議論しない限り明らかにならないということである（Hanks, 2000）。この議論には、ことばは対象を指し示すという基本的な働きの「指標性」についての問題があり、「記号表現」としてのことばと「対象（指示物）」とは固定的なものとしてみるのではなく、文脈や状況の中で決まってくるという側面がある。シルヴァスティン、そしてハンクスの「ダイクシス」と「指標性（indexicality）」の議論については、後の第7章の失語症の言語訓練として、コミュニケーション能力をどう回復させていくか、その訓練はどのようなものであるべきかについて論じるところでもう一度詳しくみていく。

　この章のまとめとして、マトゥラーナ（Maturana, H）とバレラ（Varela, F）が『知恵の樹』（1984）の後半で、言語と意識について論じているところをみておこう。彼らはこの著書で、次のようなことを指摘している。人間にとっては行為することは知ることであり、そして、知ることは行為することであり、言語は行為することの一形態である。彼らの発言をとりあげてみよう。「言語とは〈言語すること〉としてのみ存在する進行的プロセスであり、行動の孤立したひとつのアイテムなのではない」（第9章のコラム、邦訳p.254）。このことをもう少し詳しく述べているところがある。少し長い文章だが大切な指摘をしているところなのでそのまま引用する。「言語とは誰かによって、外部世界をとりこむだけのために［世界を表象するために］発明されたものではない。したがって、それは外部世界をあきらかにするための道具として使われることはできない。そうではなくて、〈言語する〉ことによって、言語という行動の調整の中で、認識［知ること］という行為が、〈世界〉を生じさせるのだ。ぼくらはぼくらの生を、相互的な言語的カップリングにおいていとなむ。それは言語がぼくらにぼくら自身をあきらかにすることを許すからではなく、ぼくらはぼくらがほかの人々とともに生じさせている絶えまない生成［〈なってゆく〉こと］の中で、言語において構成されているからだ。ぼくらは自分自身を、この共＝個体発生的カップリングの中で、あらかじめ存在するレファレンスや起源との関連によってではなく、ほかの人間たちとともに作り上げる〈言語による世界〉の生成における、進行的変化として、見いだすのだ」（邦訳p.285）。

　言語というのは、何も正しい文法と語彙体系を使った言語学的に完璧なものである必要はない。ことばに支障が生じ、自由に他人とことばで自分の意志を伝えていくことが難しくなった人であっても、ことばで他者と関わり、

自分の意志を伝えようとするまさにことばによる行為はけっして失うことはない。後の章では、失語症者の日常生活におけるコミュニケーション活動とその実際をみていくが、ことばを用いることの基本というのは、ことばが生活の中で存在するということ、自らの生活形式の中でことばを用いていく一連の過程の中でのみ可能になってくるということである。これは、後の章でもとりあげるウィトゲンシュタイン（Wittgenstein, L）が『哲学探究』(1953)で強調したことでもある。

　もう一度、マトゥラーナとバレラの『知恵の樹』における発言を聞こう。人間生存にとっての倫理的意味として、言語について述べているところである。「人間のすべての行為は、言語の中で起きる。言語におけるすべての行為は、人が共＝存在するという行為の中で他の人々とともに作りだすひとつの世界を、生起させる。＜人間的なもの・こと＞とは、この共＝存在によって生みだされるものだ。こうして、人間のすべての行為は、ひとつの倫理的な意味をおびる。なぜならばそれは、つねに＜人間の世界＞を構築する行為にほかならないからだ。人と人とのこの結びあいは、けっきょく、他の人々の現存の正当性についての考察としての、あらゆる倫理にとって、その基礎にあたるものだ」（第10章のコラム、邦訳p.297）。

［文献］

バフチン, MM(1920-24)美的活動における作者と主人公. 佐々木寛・訳, 1999, ミハイル・バフチン全著作第1巻, 水声社, pp87-368.

バフチン, MM(1929)マルクス主義と言語哲学―言語学における社会学的方法の基本的問題. 桑野隆・訳, 1980, 改訳版, 未来社. ／北岡誠司・訳, 1980, 言語と文化の記号論(ミハイル・バフチン著作集4), 新時代社.

バフチン, MM (1929)ドストエフスキーの創作の問題. 桑野　隆・訳, 2013, 平凡社ライブラリー, 平凡社.

バフチン, MM (1952-53)ことばのジャンル. 佐々木寛・訳, 1988, ことば 対話 テキスト(ミハイル・バフチン著作集8), 新時代社, pp115-189.

バフチン, MM (1959-61)テキストの問題. 佐々木寛・訳, 1988, ことば 対話 テキスト(ミハイル・バフチン著作集8), 新時代社, pp193-239.

バフチン, MM(1961)ドストエフスキー論の改稿によせて. 伊東一郎・訳, 1988, ことば 対話 テキスト(ミハイル・バフチン著作集8), 新時代社, pp243-278.

バフチン, MM(1963)ドストエフスキーの詩学. 望月哲男・鈴木淳一・訳, 1995, 筑摩書房(ちくま学芸文庫).

バフチン, MM(1975)小説の言葉. 伊東一郎・訳, 平凡社(平凡社ライブラリー).

ドストエフスキー, F (1873)作家の日記(上・下) (ドストエフスキー全集14・15). 米川正夫・訳, 河出書房新社.

Hanks, WF (2000) Intertexts: writings on language, utterance, and context. Lanham: Maryland, Rowman & Littlefield Publishers.

クリースチ, G(1968)スタニスラーフスキイ・システムによる俳優教育(新装復刊). 野崎韶夫・佐

藤恭子・訳，2006，白水社.

桑野隆（2020）[増補]バフチン：カーニヴァル・対話・笑い．平凡社（平凡社ライブラリー）.

桑野隆（2013）ドストエフスキーの創作の問題・訳注 13．平凡社ライブラリー，平凡社，pp370-371.

桑野隆（2021）生きることとしてのダイアローグ．岩波書店.

マトゥラーナ，H ＆ バレラ，F（1984）知恵の樹．管啓次郎・訳，1997，筑摩書房（ちくま学芸文庫）／1987，朝日出版社.

メルロ＝ポンティ，M（1945）知覚の現象学・1．竹内芳郎・小木貞孝・訳，1967，みすず書房.

『聖書』（2018）聖書協会共同訳．日本聖書協会.

ソシュール，F. de（1910）ソシュール一般言語学講義：コンスタンタンのノート．景浦峡・田中久美子・訳，2007，東京大学出版会.

ワーチ，JV（1991）心の声．田島信元．他・訳，1995，福村出版.

ウィトゲンシュタイン，L（1953）哲学探究．藤本隆志・訳，1976，大修館書店（ウィトゲンシュタイン全集・8）／丘澤静也・訳，2013，岩波書店／鬼界彰夫・訳，2020，講談社.

# 第6章 日常場面での失語症者のコミュニケーション

　第２章の最後にとりあげたヤコブソンの『失語症と言語学』(1976) にある「失語症の言語学的分類について」(1963) では、ロシアの記号学者のイワノフの発言に言及している。イワノフは失語症の研究として医学的検査や形式的な観察に基づくのではなく、患者の自発的な発話の分析から失語症者の言語的特徴や言語能力を確認して進めていくべきだと指摘していた。イワノフ自身は失語症に直接関わっていたわけではないが、彼の発言は人間の言語活動を限定された場面の中だけで見てはいけないことを指摘したものである。

　失語症者の言語能力として残されたものにどのようなものがあるか、あるいは言語の側面だけでなく身ぶり、指差しといった身体表現を使った伝達や会話の可能性の程度を失語症者の言語能力として考慮していく必要がある。病院などの言語訓練では、患者の言語能力の回復をめざして構音訓練や呼称訓練などの言語課題が用意されている。このような言語治療も失語症の回復の道としては当然必要なことではあるだろう。だが同時に、失語症患者が今までの言語能力を完全に回復することができなかった時、当然ながら、言語以外の身ぶり、指差しなどの身体表現によって家族や周りの人とのコミュニケーションとその可能性を追究することも治療に導入することが必要だろう。

　この章では、失語症者が言語に限定しないで身体運動表現などの表現手段を用いてどこまでコミュニケーションが可能になっているかをテーマに、事例研究を通して検討する。コミュニケーションの働きには言語的な指示や伝達だけでなく、会話をする相手と意図を共有し合うことがある。そもそも相手に自分の意志を伝えていくというまさに共同のつながりがなければ会話をしたいという気持ちは起きない。それは言語だけで可能になるものではな

い。相手に自分の意志を伝えることができるという実感が、まずは対話へと
向かう意欲の前提になければならない。

## ❶ 失語症のコミュニケーション的アプローチ

　これまで失語症の臨床的研究では、伝統的に言語機能の障害とその診断、
失語症の種類と病態、さらには失語症者の言語能力の評価が行われている。
失語症の各タイプの言葉の聴理解、発話、音韻、意味処理、文の統語といっ
たさまざまな障害に対応した訓練内容と具体的なリハビリテーション・プロ
グラムが設定されている。だが、失語症の問題を日常生活におけるコミュニ
ケーション活動という視点からみるならば、言語機能とその障害だけに特化
するのではなく、広く、身ぶりやジェスチャー、視線などの動作表現やプロ
ソディーといった、一見すると無意味な音節で意味を表現する活動にも焦点
を当てながら失語症者のコミュニケーションの可能性を議論していくことが
必要となる。

　そのためには、言葉の働きに障害を持っていたとしても、残されている言
葉の機能を使い、非言語的な伝達方法で他者とコミュニケーションをとって
いくという発想をした時に、どのようなことがそこで可能になるかを検討す
ることになる。具体的なコミュニケーションの実態と内容、そこで生じてく
る問題、さらにはコミュニケーション能力の改善のために治療現場ではどの
ようなことが求められてくるかといったように、いくつかの課題が出てくる。

　このような失語症の発話と言語・聴覚セラピーをコミュニケーションの問
題として位置づけていく試みは、これまで必ずしも主要な議論とはなってい
ない。ともすると言語文法の理論に依拠して構音訓練、呼称訓練、あるいは
音韻障害の回復などが訓練内容では重視されてきたためで、その傾向は現在
も続いている。だが、いったん病院などの訓練施設での失語症の訓練場面を
離れた実際の日常生活の中では、残されている言語機能を使って身近にいる
人とどのようなコミュニケーション活動をしているか、その具体的な過程や
失語症者に求められるコミュニケーション機能はどのようなものであるかを
理解することは切実な問題だろう。

　このような中で、失語症者の言語をコミュニケーション活動というプラグ
マティック的な視点で議論していくきっかけになった研究がある。その一つ
がHollandの1982年の論文の『Observing functional communication
of aphasic adults（成人失語症者の機能的コミュニケーションの観察）』であ

り、その後、失語症者の日常におけるコミュニケーション活動についての研究が1990年代になっていくつか出されている。Paradis（1998）がJournal of Neurolinguisticsの第11巻に掲載された論文をまとめた『Pragmatics in neurogenic communication disorders（神経系統によるコミュニケーション障害のプラグマティック）』や、失語症の言語についての語用論の可能性を論じたLesserとMilroyの『Linguistics and aphasia（言語学と失語症）』（1993）である。後者のものは副題の「心理言語学と治療のプラグマティックな視点」が示すように、失語症の研究と実践的課題について、心理言語学と語用論の立場で論じたものである。この著書の前半の第5章までは、失語症における語彙や文章理解などの問題についての心理言語学的研究が中心になっている。その内容は、『よくわかる失語症セラピーと認知リハビリテーション』（鹿島晴雄、他、2008）でもとりあげられ、言語の意味処理や文章理解の処理過程について論じられている。これらの音韻、語彙、語義、統語といった言語機能については失語症の検査の基本となっているSLTAやTLPAで扱っているもので、あくまでも失語症者の言語の障害と症状に特化したものである。失語症治療にとってはこれらの評価テストやその前提になっている心理言語学や神経心理学的研究の知見は不可欠であることは言うまでもないが、ここまでの議論は言語活動をプラグマティックに論じたものではない。

　この著書の後半の第6章以降では失語症の治療方法を実際の生活の中で使われる言語活動について議論されており、たとえば、「これ」「あれ」といった直示表現とも言われる「ダイクシス」の働き、グライスの「発話の公準」、オースティンの発話行為論、さらには失語症者の会話過程の分析などが議論されており、言語のプラグマティックな側面とその意味を広く扱っている。発話行為論は発話の本質は他者に対するコミュニケーション活動を問題にしており、この著書ではそれをこれまでの失語症研究を新しい視点から論じていくことの出発点として位置づけている。なお、オースティンの発話行為論については、次の第7章でみていく。

　失語症をプラグマティック的視点から考えるという発想は、日常の生活の中での会話を考えることにほかならず、残された言語能力を使って意志疎通をしていくためにはそれを理解していく家族の支援が必要になってくる。だからHolland（1991）が述べる家族への「会話のコーチ」がそこに求められてくることになる。彼が指摘しているように、プラグマティックの視点から失語症をみていくことは、失語症者を現実の生活の活動としてみていく「生

態学的妥当性」を保証するものである。だが、日常生活における周りの人た
ちとの会話の活動を促すことをめざしながら、同時に失語症者の言語能力を
高めるような訓練もまた必要になってくることを彼は指摘する。プラグマ
ティックなアプローチだけで失語症の課題がすべて解決できるわけではな
く、言語訓練も組み合わせていくということだろう。

　Duchanたち（1999）が指摘しているように、日常の場面で交わされる会
話に必要な能力として求められてくるものがある。ここで彼らが議論してい
るのは失語症の問題に特化したものではなく、あくまでも日常の相互作用の
過程を想定したものであるが、失語症患者が日常生活の中で周りの人とコ
ミュニケーションをうまく展開していくためには、失語症の言語訓練の内容
とは別のものが能力として求められてくる。失語症者が日常生活の中でコ
ミュニケーションをどう成立させていくかということには、具体的な発話状
況や文脈の問題、さらには相手の応答性について議論していくということで
ある。それはこれまでの失語症の訓練で議論されてきたことだけでは解決で
きないもので、次にみていく会話分析や、さらには社会言語学、言語人類学
の知見が必要である。

## ２ 日本における失語症のコミュニケーション研究

　まず欧米で始まっている失語症者のコミュニケーション行動の研究を概観
してきたが、日本の言語治療の現場でもけっして多くはないが、失語症者の
コミュニケーションについての議論が始まっている。

　日本における失語症のコミュニケーション研究としては、比較的早い時期
のものに浅野（1997）の研究がある。浅野は全失語の患者のコミュニケー
ション行動を内的条件として患者の身体・情動行動、そして、外的文脈とし
て家族や環境の条件の両面からみており、コミュニケーション手段として可
能になっているものについて論じている。

　佐藤ひとみは『臨床失語症学』（2001）の中で、失語症の治療の中に失語症
者のコミュニケーション能力を促進していくためには何をすべきかを議論を
している。これらはこれまでの失語症治療では必ずしも重視してこなかった
部分である。あるいは、同じく佐藤ひとみは『よくわかる失語症セラピーと
認知リハビリテーション』（2008）の中の「コミュニケーション行動の理論」
で、失語症者のコミュニケーション行動の特徴と、言語臨床では失語症のコ
ミュニケーションについてどのように議論していくのかという問題をとりあ

げている。佐藤ひとみは後で詳しくみていくグッドウィンの研究についても短く論評している。同じく、『よくわかる失語症セラピーと認知リハビリテーション』の第2部の失語症セラピー各論の「談話・機能的コミュニケーション」で、沖田（2008）は失語症者のコミュニケーション行動の実際について、調査資料を使って論じている。

　あるいは、これまで長い間、失語症の治療に関わってきた伊藤元信のグループは、失語症者の日常の場面におけるコミュニケーションの特徴と能力について述べているが、そこでは言語的手段だけでなく、非言語的手段の可能性についても検討をしている（「実用コミュニケーション能力検査の開発と標準化」、1987）。その後も伊藤のグループは失語症患者の日常コミュニケーションの能力とその評価の問題を1993年までに複数回にわたって日本リハビリテーション医学会で研究報告を行っている。これらは日本リハビリテーション医学会の学会誌である『リハビリテーション医学』で研究抄録の形で掲載されている。

　比較的早い時期に失語症者の日常コミュニケーション行動を支えていく代替手段について広く論じたヨークストン（Yorkston, KM）が編集者としてまとめた『Augmentative communication in the medical setting』（1992）とその邦訳版の『拡大・代替コミュニケーション入門』（1996）がある。この著書には複数の著者がいくつかの異なった障害によってコミュニケーションに支障を必要としている患者にどのようなコミュニケーション・ケアを用意したらよいのか、その具体的方策として医療現場で実行可能なものについて論じている。たとえば、ICUにおける患者、脳損傷による重度の運動障害の患者のコミュニケーションのサポートとケアについてとりあげたり、失語症者のコミュニケーションの問題を論じたガレットとボイケルマンの「重度失語症患者への拡大コミュニケーション・アプローチ」では、失語症患者が保持している社会的リハビリテーションの能力を支えていくために残された技能や手段をどのように利用して周りの家族やセラピストの間の会話が可能になるかということを語用論的発想から議論している。個々の症例を例にあげながら、コミュニケーションのニーズとそのケアの方法についての詳細な説明をしている。

　このように失語症の問題をコミュニケーションという視点から論じる試みはけっして多くはないし、必ずしも失語症の治療としては中心的なテーマになってはいないのが現状だろう。今日でも、病院などにおける言語・聴覚療法では言語機能面の回復とその支援が主要な目標になっている。それは言語

機能を再び取り戻そうという訓練が大きな目標としてあることからすると当然のことだろう。だが、同時に自分に残っている言語機能を使って周りの人とどのようにコミュニケーションしていくかという視点で患者のコミュニケーションを支えていく方法、そして患者が他者と会話による相互的関わりを求めようとする意欲をどう支援していくかという失語症とコミュニケーションの問題を議論していく課題は依然としてある。

　近年、この問題は失語症の学会でもとりあげられ始めている。たとえば日本失語症学会の第41回学術総会でも「失語症とコミュニケーション」のシンポジウムが行われ、学会の機関誌である『高次脳機能研究』（『失語症研究』の改名）の第38巻（2018）にはこれまで取り組んできた研究者の論文（春原・船山、吉田・長谷川、古畑）が掲載されている。失語症研究としては比較的新しい領域の研究が始まろうとしている。春原・船山の論文・「失語症とコミュニケーション」は、シンポジウムにおける議論の方向を提起する内容で、失語症のこれからの研究として失語症者のコミュニケーションそのものについての分析・検討に取り組んでいく必要性を指摘している。吉田・長谷川の「失語がある人の会話の分析」では、失語症者が会話の中で自分の発言を言い直す過程や、他の会話者からの働きかけで発話内容の修復をしていく様子を分析している。そこでは失語症者も他者との間でかなりの程度相互作用を展開していると結論している。古畑の「失語症がある人のコミュニケーション力を高めるために：患者報告アウトカム測定ツールJAIQ-21の使用結果」は、失語症の当事者の日常におけるコミュニケーションの様子や会話の程度、失語症のために抱く感情や心理的な課題といったことを質問を通して把握していくことを試みたものである。失語症者が抱えるコミュケーションの問題を当事者の視点から考えていくことの大切さを指摘している。

　これらの失語症のコミュニケーションについての日本の研究は、欧米と比べてようやく始まった段階であるが、失語症の人のコミュニケーション力の向上のための取り組みがさらに進んでいくことが期待される。

## 3 グッドウィンのフィールド研究：相互行為と会話の組織化

　失語症者が日常生活で周りの人たちとどのような会話と意志疎通を展開しているか、その具体的な会話過程を詳細なフィールド研究として組織的に行ったものがある。グッドウィンの研究で、彼は応用言語学や言語人類学の分野では著名な研究者である。彼が失語症のコミュニケーションの問題に取

り組むきっかけになったのは、彼の父親が左脳の脳出血のために重篤な失語症になり、ほぼ全失語の状態になったことによる。彼が失語症のコミュニケーション研究について書いた論文などは多数にのぼるが、それらは次の節で詳しくとりあげることにして、ここでは彼が失語症研究と並行して行っている会話と相互行為展開についてのフィールド研究をみていくことにする。ここから彼の基本的な研究姿勢とその方法を確認していくことができる。なお、グッドウィンの日本語表記としてはグッディンとするものもあるが、ここではグッドウィンと表記しておく。

## （1）会話の組織化と会話の展開を支えるもの

　チャールズ・グッドウィン（Goodwin, C）は南カリフォルニア大学ロサンゼルス校の教授で、日常のコミュニケーション研究や会話についてのエスノメソドロジー研究、社会言語学、言語人類学の研究など、多面的な分野で活躍した研究者である。彼は2018年に亡くなるまでに2冊の単著、3冊の編著書、そして97の論文を残している。

　グッドウィンはコミュニケーション研究者として、言語的相互行為とその社会的構成の過程として展開していることを日常の実践現場のフィールド研究から明らかにしている。そこでは、会話過程についての詳細な観察と分析によって明らかにしていくというエスノグラフィーの手法を使っており、これらはこの分野の研究として高く評価されている。

　彼の研究は人類学的な視点からの言語人類学や、応用言語学といった領域で、広い視野から会話の問題を論じている。彼の初期の研究を代表するものが『Conversational organization: interaction between speakers and hearers（会話の組織－話者と聞き手の相互作用）』（1981）である。会話がいかに社会的に組織されているか、その過程を話者と聞き手の間で展開されている相互作用過程の詳細な分析で明らかにしたものである。この研究では、会話の中で話者と聞き手の間で出される身体的手がかりが会話を組織していることを、映像の分析から明らかにしている。通常、会話が展開されている時には話し手、聞き手の双方は互いに注意を払っていると考えるだろうが、実際には話しを聞かないでいる時もしばしばある。そういう時には話しをする側は聞き手の視線が自分に向けていないと分かると話しを止める、間を置く、といったように会話を調整している。そして相手の注意が向いた時には言いかけていた部分をもう一度繰り返して、会話の共有化をめざしている。ここでは、発話をコントロールしていくことで会話を組織している実態が明

132

らかにされているが、これは私たちが通常経験していることを具体的に述べたものと言えるだろうが、会話とは共同的規則という社会的な現象であり、その基礎単位になっていることを改めて確認することができる。

　あるいはグッドウィンは、論文『Notes on story structure and the organization of participation（物語の構造と参加者の組織化についての覚書）』(1984) で、家庭の夕食の時の話しで、やりとりが山場になった時、聞き手は大事な部分だと感じて話者の方に視線を向ける、これを感じた話し手はさらにまとめの話しを進めていく、といった会話の進展が起きていることを明らかにしている。話しの展開の仕方を通して会話は組織されているということである。さらに脇の方でこの会話を聞いていた者も身体を向け直し、注意を払ってそこに参与していくようになる。このことは、研究会などの集まりで大事な結論部分を議論している時には周りの参加者もこの議論に注目し、議論に加わるようになるというように、私たちもしばしば経験することである。

　その後、グッドウィンは会話の組織化、相互了解の過程に関わる身体行為の役割について、詳細な会話分析によるエスノメソドロジーの手法を用いた研究を多数行っている。身体行為は、具体的な環境配置の中でもそれらと関わることで会話と注意を統制している。たとえば、論文「Environmentally coupled gestures（環境と連動したジェスチャー）」(2007) では、商店に陳列されている品物をその使い方を実際に手に取って身ぶりで示してみることで、これとは違うものを相手に示す働きをしている様子を詳細に分析している。ここでは身ぶり（物を動かす動作やジェスチャー）で表すという指標（deictic）の働きをし、注意と意味の共有をしている。いわば身体動作は、時には言葉に劣らず相手の注意を向けさせ、意味を共有する働きをするということである。身体活動は身体表現だけでも意味を提示している。もう一つは、身体表現は話し手と聞き手の間の注意を焦点化させ、会話過程を調整する役割をしているということである。会話の交替、タイミング、会話の間合いなどの手がかり、キュー（合図）の役割として、会話研究ではしばしば言及されているものである。

## (2) プロフェッショナル・ヴィジョン

　グッドウィンの研究として最も多く言及され、彼の代表的研究として評価されているのが1994年の『Professional Vision（専門家の見方）』である。職業として重要なことを識別する能力というのは、専門的な知識を背景にした専門家の談話実践を通してであることを、多くの専門分野で活躍している

人たちの行為分析から明らかにしている。この論文では2つの事例について詳細な映像分析から得られた結果と考察が展開されている。1つは、考古学者が発掘調査で目星をつけた地層を分析していく過程で起きていることであり、もう1つはロドニー・キング氏殴打事件の裁判で問題になった事件現場の証拠資料の映像分析を異なった視点からみたことを詳細に論じたものである。

　最初の考古学者の発掘調査の事例で扱っているのは、考古学の専門家は発掘地点にかつてあった構造物などの痕跡を明らかにするために土の色の違いに注目しながら断面図を作成していく過程を分析したものである。この地層図の作成は、考古学の専門家にとっては地層を語っていくための一種のリテラシー（読み書き）能力とでも言えるような専門的技能の一つである。この地層図の作成ではもう一人の調査者が深さや長さを測定したものを記録していくことで、遺構物の特徴などを推定していく手がかりにしている。この作成の過程で、実際に巻き尺で計っている人とその測定結果を地層図上に書き落としていく人とが相互に正しい計測であったか、測定の間違いなどについて議論している。この相互行為は調査結果が遺構物を推定可能になっていくことをめざした、まさに専門的な技能と知識によるフィールドワークである。

　もう一つは、法廷の場で撮影された映像の解釈の違いが争われた事例だが、警察官がロドニー・キング氏を交通違反で車を停車させた時に暴行を加えたか、正当な職務遂行であったかどうかを巡って、その現場を撮影したアマチュアのビデオ愛好家が撮影した映像分析をもとに議論になったものである。実はこの映像がテレビで放送され、警察官による暴行として起訴されたが、裁判では映像記録の分析と解釈がキング氏への暴行なのか、それとも警察官の正当な業務遂行なのかが争点になった。警察官がキング氏を身体的に拘束し、殴打を加えた理由としてキング氏が警察官に攻撃的行動をとったということが根拠にされた。だが、証拠の映像記録にあるキング氏の身体を起こす動きが、警察への反撃的な行動の始まりなのか、殴打された場合の通常の反応として足を動かしたのかという微細な身体の動きの解釈（コーディング）の仕方で判断が分かれた。キング氏が足を「ピンと立てた」のは攻撃の準備などではなくて、警察の警棒で殴打されて筋肉が引きつったためだということを弁護側の専門家証人が身体の微細な動きを解釈し、これを重要な根拠とした。

　2つの異なった立場からの専門家による映像分析と解釈が2つ出されることになったが、裁判の評決に関わった陪審員団の評決は警察官側を無罪にす

るという結果であった。このような評決が出された原因は、彼らは専門家の証人による映像分析について直接映像を見ながら直接質疑をするという機会がなく、映像資料を見るのも陪審員室の中だけで、そこでは専門的な立場から身体反応を正しく分析し、解釈していくことはできなかったからである。この事件が1992年の人種差別問題を背景にしたロサンゼルス暴動事件のきっかけになったことは良く知られている。

　この論文では、私たちがどの部分に注目していくか（ハイライティング）、それをどういう枠組みで解釈するか（コーディング）というように、一つの現象を特定の立場と経験の下でどう受け止めていくかということが問題にされている。つまり、そこでは「見る」ことを支配しているものがあり、それは時には専門的な見方が適切な判断を可能にすることを意味している。そして、ここで重要になってくるのは異なった見方や考え方が出てきた時には、お互いの考え方を交流して相互了解をめざしていくという相互行為展開ができているかどうかということである。

　考古学の発掘調査の事例では、発掘の現場を地層図としてうまく表現していくために熟練した専門家がもう一人の調査者の測定の仕方や結果に見直しを求めながら協同行為を展開していた。このような協同行為がロドニー・キング氏事件で行われることはなかった。

　その他、グッドウィンは共同研究も含めて多数の現場実践の中で、環境にある事物と指差し、ジェスチャーなどの身体的な相互的な関わりが会話内容とその展開の仕方を方向づけたり、組織していることを明らかにしている。論文「Embodied interaction in the material world: an introduction（物質的世界の中での共有化された相互作用・序論）」(2011)、「The co-operative, transformative organization of human action and knowledge（行為と知識の協同的・再編組織）」(2013) でとりあげている事例の一つに考古学の発掘現場で2人の考古学の学生が実習による発掘作業とその会話を分析したものがあるが、この事例は先の「Professional Vision」の論文でも使われた考古学の発掘調査で土の分析作業でみられる道具の使用と会話の展開の様子を学生に求められる道具（ここでは採集した土の特徴をマンセル・カラーチャート）の使用と記録の仕方を実践している様子である。学生たちは「これ何だろう」と相手に注意を促し、これを受けて「採取コテ」を使って周りの土を探るという行為が始まり、「この周りのものね」という発言で協同的な注意が生じている。あるいは、採集した土の種類をマンセル・カラーチャートで2人が共同でチェックをする、土の色の変化からこの箇所が変化を起こして

いるといった手がかりを２人が探っている。これらはまさに環境にある事
物、道具が協同的な行為を支え、またそれに基づいて出された会話がどこに
注意を向けていくかという活動を方向づけていることを示している。

### 4 失語症者の日常におけるコミュニケーション行動：グッドウィンの研究

　グッドウィンが失語症のコミュニケーションの問題に取り組むきっかけ
は、彼の父親が左脳の脳出血のために重篤な失語症になってほぼ全失語の状
態になったことによる。彼は自分の父親とその家族との実際の会話を対象に
したフィールド研究を行っている。

### (1) グッドウィンの失語症研究の動機

　グッドウィンが応用言語学や言語人類学の研究者として日常の中で交わさ
れている会話や相互行為展開に注目して、フィールド研究に生涯取り組む
きっかけになったのには、研究者になる前の一つの職業経験があった。彼は
研究者として活躍する前は社会福祉の分野でケースワーカーとして働き、自
閉症児発達センターで仕事をしていた。特にフィラデルフィアの自閉症児発
達センターと児童指導クリニックでは福祉現場の現実を撮影するといった映
画製作に関わり、実際の現場で展開されている参加者の会話過程についての
詳細なビデオ分析を行っていたが、この経験がその後の彼のフィールド研究
と映像資料を使った会話分析の研究へとつながっていった。

　そして、この福祉の現場に身を置いて記録を収集し、分析するという経験
が、正常な言語活動に制限を受けている人たちの日常における会話の実際を
明らかにしていくことにもつながっていった。そこで彼が重視したのは、映
像資料の収集とその詳細な分析であった。実際の現場では、彼らがジェス
チャーによるモノへの指差しという行為で周りの人たちに意志を伝え、また
日常の会話をしていく様子を捉えていくことが不可欠であった。あるいは周
りにあるモノも、それをモノとしてだけ見てしまうと、それはあくまでも物
質的存在でしかない。だが、モノが人の行為の対象となった時にはそれは意
味を持ってくるし、人はモノを使って意味的表現をしている。モノは人の行
為を通してモノではなくなる。出来事というモノになってくる。それは言葉
に代わる意味表現を可能にしている。これがグッドウィンの研究の発想の基
にあった。

## （2）グッドウィンの失語症のコミュニケーション研究の概要

　グッドウィンが失語症者のコミュニケーションについてのフィールド研究に着手する直接のきっかけになったのは、自分の父親が失語症になって言葉を失ってしまったことである。そこから彼は身近にいる父親と家族との会話の様子をフィールドワークすることになる。家族との会話では、当然ながらグッドウィン自身と父親との間の会話も含まれる。フィールド研究の対象になっているのが自分の父親であることや、父親の失語症の症状などについても、彼は論文（Goodwin, C, Goodwin, MH & Olsher, D, 2002）の中で付記として書いている。そして、父親は論文では「Chil」という名前で登場している。

　Chilはニューヨーク在住の弁護士で、経済的にも裕福で、言語使用にも何の問題もなかったが、1979年、65歳の時に脳卒中で左脳の出血のために構音障害と失語症になり、右半身は麻痺になった。その後の言語の機能に大きな改善はなく、彼の自発的な使用言語はYes、No、Andの3語だけであった。

　こうして、身近にいる父親とその家族というまさに会話のリアルな状況と文脈、家族の構成員や環境といった背景情報も十分に熟知していることを活かしたフィールド研究が開始されたというわけである。彼はパートナーで同じ言語人類学者のマージョリー・グッドウィン（Goodwin, MH）とともに、父親の家庭における家族とのコミュニケーション行動の実態を7年以上、200時間を超える映像を記録し、その詳細な分析を行っている。最初の論文は1995年に出され、その後、2010年までの間に全部で8本の分担章も含めた論文を出している。さらに彼の最期の著書となった『Co-operative action（協同的行為）』（2018）でも、父親であった失語症者の家族や友人との日常的な関わりの様子を複数の章の中で論じている。

　なお、Chilは2000年に亡くなっているが、グッドウィン自身は彼がフィールドワークの研究者として1980年から一貫して日常場面における相互行為過程の微視的分析を行い、言語とさまざまな非言語的反応とを切り離すことなく、協同的な活動の振る舞いの現実を解き明かすことを重視してきた。このように、日常のコミュニケーションと相互行為研究を行ってきた中で、父親について家庭の中での長期間のフィールドワークを行うことによって、リアルな状況の中で観察をし、失語症者のコミュニケーションの可能性とそれを支える家族の役割といったものを議論することができたのである。

　グッドウィンの研究は、失語症者が日常生活で周りの人たちとどのような

会話と意志疎通を展開しているか、その具体的な会話過程をその文脈や、その背景情報も入れながら詳細に分析したものであり、失語症患者が残されたわずかな発話と身体表現を使って周りの家族や友人とどこまで相互行為的交流が可能なのかを明らかにしているということでは貴重な研究である。そして、彼の研究は失語症者のコミュニケーションの可能性という新しい問題を提起している。

　これから具体的にみていくグッドウィンの論文では、ことばに代わる意志表現として指差しや身ぶり、ジェスチャーといった身体運動表現、そしてことばにならない声などによるプロソディー音声が会話に果たしている役割を、詳細な映像解析で明らかにしている。ここから分かることは、事物とそこに身体的活動が加わり、まさにカップリングする形で身体的表現は言語とも劣らぬ形で意味を表現していること、そしてそれらが意味としての表現を通して発話内容と意図を他者と共有可能なものにしているということである。使えることばが制限された時には、それに代わる表現手段を人は用いるということであり、身体行為がことばによる機能を補っている。

## ⑤ 失語症者の日常の会話

　ここでは、グッドウィンが周りの家族とどのように会話を展開させているか、その具体的な様子をジェスチャーや指差し、声のイントネーションやリズムによるプロソディー表現について論じたものをみていく。

### （1）ジェスチャー

　Chil がジェスチャーを主に使いながら家族とのコミュニケーションと意味の共有を行っていく様子を述べたのが、グッドウィンの２つの論文である（Goodwin, C［2000］: Gesture, aphasia and interaction（ジェスチャー、失語症、そして相互作用）、Goodwin, C［2003］: Conversational frameworks for the accomplishment of meaning in aphasia（失語症における意味形成のための会話の枠組み））。この２つの論文は同じ場面の出来事とその分析を用いており、資料と分析の結果も同じである。

　Chil と家族がレストランで食事をする計画をしている場面の会話である。会話の中心は家族の中で参加メンバーの数と時間について確認をすることであった。ここで特に注目したいのは Chil が手でジェスチャー表現をしながら、食事の計画を確認している部分である（図6.1）。

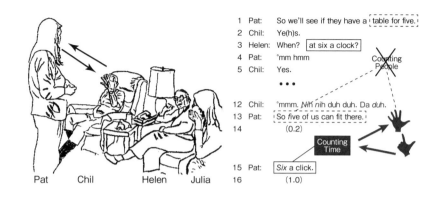

図6.1●会話のメンバーとその会話の様子（Goodwin, 2003）


　図にみるように、Chilの娘のPatが主に会話の中心にいて、ChilとPatは互いに視線を共有しながらChilが予約の確認の会話に参加している。予約は5人にしようとしていたが、Chilは他の2人も加えたいと考えていた。そこで使える左手の指5本に続けて2本指を出している。これを見てChilの妻のHelenは「7人、誰？」と尋ねている。Patは「7人になるの？」と確認の発言をする。ChilはDuh、dah？と声を出しながらHelenの方を向く（Helenの発言に同意しているのだろう）。Patは「誰か呼ぶの？」と言って、それにChilはyesと応答をしている。Patは「MackとJuneなの？」と言い、Chilは続けてyesと発言する。

　他のメンバーもそれまでの計画ではレストランに予約する席は5人で、時間は6時にするということであった。Chilが7を意味する手のジェスチャーをしたので、時間は「7時なの？」という確認があって、否定的なことを意味するかのような声を出し、Patは5人であると発言。Chilは指1本の後、5本の指を出して時間の確認（6時）をしている。

　この会話でChilが指で人数などを表すジェスチャーは、メンバー間の相互行為を組織していく社会的役割になっており、Chilのジェスチャー動作は指で細かく人数や時間という細かい内容を表した社会的意味を持っていることが分かる。この動作による表現にメンバーが注目をしていくために、Chilは自分のジェスチャー動作にPatが目を向けるように合図の声（mmm Nih nih da duh）を出している。Chilは右手の指を使ってPatと時間（6時）の確認を指5本と指1本を続けて出しているが、その後の人数（5人）を確認するため

にやや時間を置いて指5本を出している。この時間の間を置くことで、時間
と人数を区別しながら細かい意見の調整をしている。このように、Chil が
使っているジェスチャーはメンバーと細かく合意の確認と調整をする働きに
なっている。

　もちろん、ここで注意をしなければならないのは、指で数字を表現してい
る場合もそれが参加人数のことなのか、それとも夕食の開始時間のことを意
味しているのかはこのままでは分からないということである。だから、この
一連の会話では、その確認を行っているのである。そして、指で表現してい
る内容がおおよそ何を指しているのかを推測していくことを可能にしている
のは、会話場面の文脈情報である。いわばジェスチャーによる意味表現は、
それが出されている状況や文脈情報に大きく依存しているということであ
る。グッドウィンのこの研究でも状況と文脈の役割が大きいことを示してい
る。

　言語と身体による意味表現を比べてみた時、前者の場合は時にはその場の
具体的な状況に左右されない抽象性があるし、場面から離れて言語を自由に
持ち運べるというポータブル性という特徴がある。これに対してジェス
チャー表現は表現媒体である身体運動という具体性、場面性の制約を受けざ
るを得ない。だから場の状況性や文脈を無視して意味を特定していくことは
できないという現実性がある。もちろん、言語表現もどこまで場面や状況性
から自由であるかというと、ことばが使われる場面から完全に自由であるこ
とはなく、そのことばで何を表現し、意味しているかは、そのことばが使わ
れている場面に依存する側面もあることも事実である。このことは次の第7
章のウィトゲンシュタインのところでもう一度みていくことになる。

　いずれにしても、私たちの表現世界は身体表現から言語表現の世界へとそ
の表現の可能性の範囲を広げてはきたが、その表現活動の原初にあるもの
は、モノや出来事と連動した身体運動表現である。だから身体による表現活
動は言語機能の原初的形態であって、言語使用が制限されてしまった時には
身体による表現の基礎に戻る形をとるということである。

　Chil が使っているジェスチャー表現について、グッドウィンはウィトゲン
シュタインの『哲学探究』(1953) からの示唆を受けながら述べているが
(Gesture, aphasia and interaction, 2000)、記号―ここで問題にしている
ジェスチャーといった記号は、何かこれ単独で意味を表しているのではなく
て、自分が具体的に何かを行おうという意図や具体的な実践の中で使用して
いく中でその意味が示されてくるということである。ウィトゲンシュタイン

もこうしたことを指して、ことばとその意味は使用されることで意味が立ち現れてくるという「意味の使用説」を唱えている。

　Chilと家族との会話の場合も、皆でレストランに食事に出かけようという時に参加メンバーとして加えたいという自分の意見を述べるという具体的な意志表現のための手段としてジェスチャーを使い、その意味が示されていたということである。そもそも言語やジェスチャーという、身体によって意味を表現するということは、これらだけが独り歩きして意味の独立した運搬装置としてあるのではない。むしろ、それらはウィトゲンシュタインの言う言語ゲームとしてそこで必要となってくる実践をめざす手段としてあるということで、具体的な実践との一体として意味が表現されているということである。

　グッドウィンがこの論文でも指摘していることだが、ウィトゲンシュタインは言語も、そして非言語的なジェスチャー表現も具体的な実践活動として自分が持っているものを他者へ「示していく」行為だと考えた。グッドウィンは、通常の会話場面では、ジェスチャーはことばと一緒に用いられ、意味生成と意味の伝達の機能をしている。Chilのような完全失語者では、彼のジェスチャー表現と周りの家族の発話行為とが連動しながら相互作用の中で意味の生成を実現している。その点では、会話は言語と身体表現との協同的な意味生成の過程としてあるということをこの研究で改めて確認することができる。

　Chilがその生活の中で自己を語ることが可能になったのは、妻のヘレンが述べているように、ジェスチャーやイントネーションを使って積極的に周りの人に語りかけたからであり、そこでは彼ら家族は協同の語り手となっている。大事なことは、彼と生活を共にする者として家族が彼の行動を支える役割を果たしているということなのである（Goodwin, 2003）。

## (2) 指差し

　グッドウィンの論文「Pointing and the collaborative construction of meaning in aphasia（失語症における指差し行為と意味の協同構成）」は、Chilが息子のチャック（Chuck）、つまりグッドウィン本人に指差しで自分の意図を伝えようとしている2人のやりとりの場面である（Goodwin, 2000）。

　指差し（pointing）は、身体を使って他者とコミュニケーションをとる手段としては原初的なものの一つで、人間の発達では生後1年未満からみられる。指差しは、相手を自分の見ている対象やその方向へ誘い込み、自分が注

目したり、伝えたい対象や内容を共有しようとする。指先で対象を指示することで相手に質問をし、自分の意図や考えを述べ、伝達するという言語行為が担っているものと同様のことを身体動作で表現している。これは「前言語的行動」とも呼ばれる。

　ただし、この指差しがコミュニケーションとしての有効な手段となるためには、この行為が同じ文脈や状況という共通の枠組みと認識の下で行われる必要がある。だから時には、指差しの意図や意味について誤解されることもある。その意味では、指差しによって伝えたい意味や意図を正しく推論していくことが時には求められてくる。具体的なやりとりの場面をみていこう。

　Chilがチャックと彼の家の居間に2人だけでいた場面である。Chilの妻のヘレンとチャックの妻のキャンディ（グッドウィンの妻の言語人類学者マージョリー・グッドウィンのこと）が買い物に出かけていた。Chilは人差し指で窓を指差し、その後手を台所の方に回してそこで止めるという動作をしている。この仕草は、Chilが買い物から帰ってきた時には荷物を部屋に運び込んで欲しいということを意味していた。このメッセージをチャックは直ちに理解することができなかった。

　この会話の流れをもう少し詳しくみていこう（図6.2）。Chilは食料品をたくさん積んでくる車を指示するために車庫と通りの道路の方向を指差し、その手を台所の方に向けている。

　チャックはこの動作を見て、何をしたいのかと尋ねるが、Chilは詳しく言

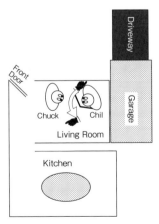

図6.2●Chilがチャックに指差しで意味を伝えている場面（Goodwin, 2000）

えず「eh du」としか答えない。チャックは「母親と父親？」「キャンディの
こと？」と質問する。Chilは「No. No.」と言い、チャックも「違うか」と
言う。Chilは再び「Dih dih. Dih Duh.」とアクセントをつけて発声し、同時
にもう一度同じジェスチャーを繰り返す。

　チャックは意味が分からず、「どこかに行くのかい」と言い、Chilが道路の
方に指差したことで「車の中？」と言う。Chilは「No. no.」と最初の「ノー」
のアクセントを強くして発声する。

　そこで、Chilは意味が伝わっていないと判断して、腕を水平ではなく下に
下げたジェスチャーをする。チャックは「母親のこと？」と聞き、Chilは
「Ye：：No.」と否定する。チャックはそれでは「キャンディかい？」と尋ね
るが、ここでChilは手のひらをチャックの方に向けながら回すジェスチャー
をし、チャックの方に手を向け続ける。チャックはまだそのジェスチャーの
意味が分からず「新聞かい、それを読む？」と尋ねる。Chilはそこで「No.」
と返答する。

　チャックが「買い物に出かけていること？」と質問し、ようやく、Chilが
「Ye：s.」と強く答える。チャックが「買ったものが何ってこと？」と質問
し、Chilは「No.no.」と違うと言う。そこでChilは車庫の方を指差す。
チャックはようやくここでChilの指差しの意味が分かって、「（荷物を運ぶの
を）手伝えということか。そういうことなんだ」と納得する。Chilは「Yeas.
Yes.. Yeah」と最初の声を強くして複数回繰り返す。チャック「そうする
よ」と答え、Chilはここでも「Yeas Yeas」強く言う。ようやくここで意味
が伝わる。

　指差しでChilがチャックに対して母親たちが買い物から戻ってくる時に
は荷物を運んで欲しいと要望する意味を伝えることは簡単なことではなかっ
た。指差しは具体的なモノが目に前にあり、それに相手も視線を向けていた
時や、モノに対してどのようなことをして欲しいのか、具体的な行為の意図
が推測可能な状況では、指差しで表す意味は容易に了解することができる。
たとえば、乳児が目の前にあるおもちゃを取って欲しいと指差すような場合
には、親はそのことを容易に察知できる。あるいは、部屋の暖房の温度を変
えて欲しいという時にリモコンを指す場合も、部屋が暑い、あるいは寒いと
いう状況では指差しの意味は容易に理解可能になる。

　ところがこの論文でChilが指差しで表そうとしたのは、目の前に対象や人
物がいない状況で、これから買い物から帰ってきた時に手伝って欲しいとい
う実際の行為が起きる前のことを表そうとしている。ことばの場合は、不在

の対象や出来事についても指示したり、意味として表現すること意味として表現することは可能だが、それと同じ働きをChilは指差しで言語機能と同じものを表現しようとしていた。Chilのように言語の機能が制限されてしまっている時には、何とかして言語の機能と同じものを指差しで表現しようとする欲求は容易に想像できることではある。だが、Chilは言語の代わりにジェスチャーや指差し、あるいはYes, No, Andといった限られたことばで自分の言いたいことや、抽象的なメッセージや自分の考えを表現するしかなく、時には日常会話で交わされる抽象的なメッセージも表現しようとしている。Chilが非言語的なものを使って出すメッセージの意味を了解することは時には難しく、この論文にあるように、指差しの意味を何度も確認することが必要になってくる。

　Chilが日常生活の中で用いている表現手段を家族が了解可能になるためには、家族の中での日常の経験の積み重ねが必要であるし、会話の状況や文脈情報も手がかりを与えている。意味の共有を可能にしているのは、具体的な行為展開の状況性であり、家族の間の協同行為の蓄積である。そこにあるのは、家族がChilの行為を理解しようという姿勢、そして何よりも相手に自分の言いたいことが伝わらないと何度も別の動作などで繰り返し試みていこうとするChilの伝達意志の強さである。もちろんこれらをChil個人の問題とするのではなく、あくまでもそれらを可能にするのは彼と家族の協同的な実践活動である。

## (3) プロソディー

　Chilが使える有意味語はYes, No, Andだけであったが、彼はdeh、duh、yihといった、通常は無意味音節と言われているものを音のピッチ、強さ、リズム、大きさを変えながら会話の中で意志表示の手段として用いていた。この会話の様子をみたのがグッドウィンと彼の妻ヘレン、そしてオルシャーによる論文「Producing sense with nonsense syllables（無意味音節による意味の生成）」(2002)である。この彼らの論文では、Chilが頻繁に発声しているDeh、duhという無意味な音節に多様なアクセントや音階を付けた感情表現で家族と会話を展開している過程を分析している。プロソディー、日本語では「韻律」とも言われるが、抑揚やリズム、音調、あるいは強勢などによって意味と感情を表す話しことばの機能であり、Chilは正常な言語使用者が使うことばの代わりに、これらのいくつかのプロソディーを効果的に用いて家族との間の社会的活動を展開している。具体的な内容をみ

144

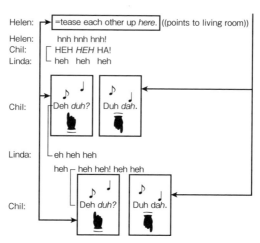

図6.3●ピッチ、ジェスチャーと指差しの意味伝達（Goodwin & Goodwin, 2002)

ていこう。

　Chilと妻のヘレンが義理の娘のリンダと居間で会話をしている状況での会話である。リンダは子どもたちが下の階で遊んでいるかどうかをChilに尋ねている。Chilがyesと答え、ヘレンが「子どもたちがこの居間に上がって来たいようだね」と居間の方を指で示す。Chilとリンダは顔を見合わせ、heh heh hehと笑う。Chilは手を頭の上で上げ下げしながら「Deh duh?」と音に抑揚をつけてピッチを揚げながら音を伸ばし、次は「Duh dah」と音を伸ばしながら音を下げている。

　この発声でChilは子どもたちが上の階に来たり、下の階に行ったりしても構わないという考えを表している。リンダは感謝の意志表示をして、Chilは先ほどの発声をもう一度繰り返している。次の図ではChilの発声と動作の部分だけを示すが、音符で表した音の長さと高低の変化が分かる（図6.3)。

　このようにChilは家族との会話の中で自分の考えを伝えるためにプロソディーとジェスチャーを使い、会話にうまく参加しているが、このような会話がいかにして行われているかをよくみると、それはChilの行為だけに依るのではなくて、そこに参加している家族のメンバーがうまく相互作用し合いながらそこでChilの行為とがかみ合い、重なり合って展開していることが分かる。この事例は、一つの会話の中で適切な意味形成と行為展開という社会的な活動が協同的な関わりの中で実現していることを示している。

## （4）強勢のNoを使った意図の提示

　Chilが家族との会話で自分の意図を伝えるために彼が使える数少ないことばの「No」にアクセントをつけて使用したもう一つのプロソディー表現をみていこう。グッドウィンの論文「Constructing meaning through prosody in aphasia（失語症者のプロソディーによる意味の構成）」（2010）で、これは彼の失語症のコミュニケーション研究の最後の論文である。ここではChilがNoということばを使って自己の意図を伝えている様子を分析している。

　この論文では、Chilが彼の息子のチャック（グッドウィン本人）と一緒に果物（グレープフルーツ）を食べ終えた時の会話を分析したものである。Chilが膝の上に置いた果物が入ったボウルの上に手を平らにして広げ、その後手を上に上げる仕草をする。この動作を見て、チャックは「もうたくさん？」と言うが、Chilは「Ni na no」という発声で「違う」という意志を示す。それで、チャックは「欲しい？」と聞くが、Chilは「No Ni nuh」と同じように否定の反応をする。チャックはChilがいずれも否定的な反応をしていたので、「片づけて欲しいか？」と聞くが、ここでChilは自分の考えをはっきり示そうとして「No No」の2回目で強くアクセントを付けて発声をしている。チャックは「それが好きなんだね。また持ってこようか」と言うが、ここでもChilは「No no」さらにもう一度深い声で「No：No」と答える。チャックはChilが言いたいことが分からないと反応する。Chilも「Y（h）ah（h）ao（h）…」といった意味不明の声を出す。結局、Chilは果物（グレープフルーツ）を犬の散歩で外に出ていたチャックの妻のキャンディに食べさせたいという考えがあって、このようなやりとりがあったのである。

　Chilは自分が使える「No」のことばにアクセントを付けていくことで、チャックの考えと発話内容と自分の考えとの違いを伝えて、いわば会話の「文脈の配置」を作り出していた。

　「No」ということばは、次の相手の発話を促していくということでは、Chilが使える「はい」「そして」といったことば以上に自分の考えをはっきりと相手に伝えたり、会話の文脈を主体的に作り出していくものだとも言えるだろう。もちろん、ここでももう一方の会話の相手のチャック、つまりグッドウィンがChilの「No」にアクセントを付けたプロソディーとジェスチャーから意味を感じとっていこうとしたということがある。

　プロソディーは、Chilと家族のメンバーとによる「文脈の配置」の中でその働きが機能しており、それは行為に参加している者の間の相互連関の中で行われるものである。ウィトゲンシュタインが『哲学探究』の「19」で述べ

ているように、問いかけとそれに対する肯定ないし否定の表現だけで成り立つ言語があるが、それもこの短い言葉が了解可能な文脈の中で相互に共有されていることが前提になっている。

## (5) ジェスチャーと無意味な音節で出来事を語るChil

　グッドウィンは「A competent speaker who can't speak: the social life of aphasia（話すことのできない有能な語り手：失語症者の社会生活）」(2004) で、これまでの会話を巡る議論では対話を可能にする条件としてチョムスキーが強調するような正確な言語文法を使えるとか、バフチンたちの相互行為言語論で想定しているような正常な発話者を暗黙の前提にしてきたと言う。だが、グッドウィンはきわめて限られた発話能力しかない失語症者であっても会話に参加し、また会話を主導することができることを、自分の家庭における日常の会話の分析を通して明らかにしている。

　この論文では、失語症のコミュニケーション能力を固定的な個人の言語能力で考えるのではなく、残された数少ない単語や非言語的なジェスチャー、無意味な発音が会話の参加を可能にしていることを指摘している。言語能力を公共的な記号システムの使用としてだけ捉えるのではなく、他者と共同する中で行為とその意味づけを実践していくという新しい発想でみていくべきだということである。それは失語症のコミュニケーション能力を見直し、新しく位置づけることでもある。この論文では、従来までの言語論を相対化していくための視点を提示しているが、グッドウィンが分析しているこの事例からこのことを確認していこう。

　ここで用いているのも、これまでグッドウィンがとりあげている彼の父親のChilのケースで、家族（Chilと妻のヘレン、Chilの息子のスコット、その妻のリンダ）とテーブルを囲んで昼食をとりながら会話をしている場面である。この日の朝、カリフォルニアで大きな地震があったことを新聞で報じていたことから、リンダの「大きな地震を経験したことある？」という問いかけから会話が始まっている。ヘレンもあると言い、Chilもyes（ある）と返答している。続けて、ヘレン「カリフォルニア」、Chil：yesと答える。さらにChilは「yeah duh duh」という声を出して同意を示す。さらにChilはヘレンとリンダの方に視線を送って一緒に会話を展開していることを表している。ヘレンが道路向かいのアパートが大きく揺れたことを話した後、Chilは使える左腕を大きく上げる。ヘレンはこの動作の意味を問いただそうとして「天井から落ちた？」と質問をする。Chilは「no」と返答する。Chilはジェス

チャーで反応しているので、どういう意味を表しているのか不明でそれを見た家族が確認しているということである。

　その後、ヘレンが「スコットはその間寝ていた」と言い、Chilも「yes」と答え、隣に座っているリンダと目を交わし合う。スコット「わあ、何が起きたんだ」。スコットとリンダは「ほんと？」と声を出す。Chilは「yes」と応答する。

　ヘレン「絵画が壁からゆりかごに落ちた」。リンダ「わあ、どうしよう」。だが、同時にChilはNOと強いイントネーションで答えて、スコットにはぶつからなかったという意味をこの「NO」ということばで説明している。スコットは「物が落ち始めた？」とChilに尋ね、Chilはここで「Ye : s」のようにYeを長く音を伸ばし、強いイントネーションで答える。続けてスコットはChilに「それを停めた？」と質問し、Chilは「No」と返事をする。スコット「物が動いて、自分の頭のそばに落ちたということだね」。スコット「そばにね」。Chil「Yes」。スコット「わあー」。Chil「Yeah」と応答する。

　この会話事例からは、カリフォルニアの大きな地震を報じた新聞記事から、Chilと妻が50年前に住んでいた同じカリフォルニアで経験した地震を想い出して、息子のスコットとその妻の4人で語っている場面である。そこでChilはその当時の様子を、彼が使える数少ないことばとジェスチャーで会話に参加している。前のところでも確認したように、Chilは完全失語症のために使える有意味語はyesとnoの2つで、しばしば発する「duh、duh」という無意味な音節だが、これは相づちの意味で使ったり、アクセントをつけて感情の表現として用いている。あるいは自由に使える左手でジェスチャーをしたり、話し合い相手に視線を送りながら会話に加わっている姿勢を表している。特に、過去の地震を一緒に経験してことばが話せる妻のヘレンの発言にChilはただ一方的に追従しているだけでなく、ヘレンの間違いを正して「それは違う」ということを「No」ということばではっきりと表現しており、会話の展開に積極的な役割を果たしている。このようなChilの家族との会話に向ける姿勢がこの会話分析からよく表れている。

　この事例を失語症者のコミュニケーションの可能性という問題から考えてみると、まさにこの論文のタイトルの「話すことのできない有能な語り手」が示しているように、Chilは確かにきわめて限られた発話しかできない。だが、同時に彼は家族との会話の中では有能な語り手として振舞っている。それを可能にしているのは、家族のメンバーによって展開されている会話の構造として、Chilのような限定的な発話やジェスチャー表現の意味を補完して

いく他のメンバーの発話が機能的に連動しているということである。だから、会話を構成しているのは参加メンバーの協同的な活動とその過程ということである。

　グッドウィンが本文中でも言及しているが、ウィトゲンシュタインが『哲学探究』(1953) の冒頭部分の「7」で、「言語と言語の織り込まれた諸活動との総体をも言語ゲームと呼ぶ」(邦訳 p.20) と述べていることがそれにあたる。ウィトゲンシュタインが前期の『論理哲学論考』(1922) で強調した言語によって語られるものを重視した立場から、後期の『哲学探究』では言語に限らず「示されること」を重視する姿勢を示したものであるが、ウィトゲンシュタインが指摘していることは、前期の言語的表現も含めて、後期では言語だけに限定しないで言語以外のもので何かを示すこと、表すことが人間の活動の本質だということである。

## (6) グッドウィンの失語症のコミュニケーション研究から得られること

　Chil が家族の会話として展開していることは、まさに彼の言語以外の諸活動が他のメンバーの言語活動と一緒に織り込まれ、連関し合っていく中で一つの物語を構成していくということである。これまでの対話や会話研究で前提にしてきたのは、発話者同士が公共的な言語を使用する完全な言語使用者同士の対話活動を想定してきた。それはバフチンたちの対話論でもそうであった。バフチンたちの対話研究では、失語症者が自己の限られた言語能力を使いながら他者と会話をしていくという彼らのコミュニケーション活動の現実を十分に扱うことはできないということで、グッドウィンを含めて失語症のコミュニケーション研究には新しい発想が必要である。

　日常の言語活動を重視する言語理論を展開した英国の日常言語学派の代表的な言語哲学者のオースティンは、『言語と行為』(1962) で発話行為論として日常の場面で話し手が聞き手に向けて出すことばの機能を問題にした。発話という行為がもたらす効果を論じている点では、コミュニケーション研究の端緒になっている。だが、ここで彼がもっぱら問題にしたのは話者が出す発話であり、彼の理論の中でも聞き手が受け取るメッセージとその効果を想定した発話媒介行為は一見すると双方向的なコミュニケーションの過程を問題にしているかのような印象を持つが、実際は話し手が自分の出したメッセージを聞き手がどう理解するかという視点でしか論じていない。さらにオースティンの考えを継承したサールの場合はさらに話者の発話の力を重視しており、メッセージを受け取った聞き手の立場であるとか、どのような社

会的状況の中で話者のメッセージが効果として出てくるかといった視点が考慮されていない（サール『言語行為』、1969）。あくまでも話し手を中心にした言語理論である。彼らの研究では話し手と聞き手の間の双方向的な協同の活動の中で会話が展開している現実の会話世界の姿を描くことはできない。

　日常の会話ではこのように話し手と聞き手の協同的な活動として互いのことばの意味を補完し合っているし、さらに会話の意味を参加者が推測したり、確定していくのに会話が展開されている状況や文脈の役割がある。グッドウィンの研究でも、Chil の yes や no といったはっきりと意味が確定できないものや、duh、duh といった意味不明の声、ジェスチャーで表している意味を補完するのは他の参加者の発言であったし、その意味形成に関わっているのは会話の話題を参加者が共有している状況や文脈の枠組みである。このことをリハビリテーションの発話訓練場面と比較した時、そこで使われる言語内容はセラピストが用意した課題内容であって、当然、文脈は限定的なものにならざるを得ない。そこで患者に求められてくるのは文脈に依存しない純粋の言語運用能力ということになる。そこで行われる失語症の評価も患者の能力をセラピストが関与したり、サポートする部分が最小限の条件で行われることになる。それは構音訓練、呼称訓練を中心にした言語訓練になると患者の言語能力の回復をめざすという目的からすると当然のことだろう。だが、これは現実の日常生活における会話場面とはかなり異なったものである。

　失語症のコミュニケーションを日常生活の場面で考えることと、病院や施設における言語治療の場面という状況とをどのような連関の中で考えるのか、あるいはそもそもそれらは異なった活動の文脈や状況であるから違った議論であると済ませてしまってよいのかといった議論はあるだろう。そして、失語症者の言語能力をどう考えるかという問題がまずそこにはある。

## 6 ユニークな失語症のコミュニケーション訓練

　失語症者の日常場面における言語活動と治療施設などでの言語訓練とをつなげていく試みの一つとして、家庭の場面や身近にいる人との会話によって、治療施設なのでの言語訓練にいくぶん外部の要因を入れた場面としての失語症のグループ訓練がある。これは家族以外の人との会話をすることでコミュニケーションスキルの改善をめざしていこうとするもので、それは同時に日常のコミュニケーションの中で実用的に使える能力の高める訓練の場ともなっている。

　失語症のグループ訓練の実際について、そこでセラピストに求められる対処の仕方や援助を含めて鈴木と中村（2008）が詳しく述べたものがある。鹿島・他・編の『よくわかる失語症セラピーと認知リハビリテーション』の中の「失語症」セラピー各論」に収められている「失語症のグループ訓練」である。ここでは、失語症のグループにおけるコミュニケーション行動を扱った研究と、言語訓練の場にパートナーが一緒に参加して行われたユニークな研究をみていこう。

### （1）失語症のグループでのコミュニケーション

　クリッピ（Klippi, 2003）の論文「Collaborating in aphasic group conversation: striving for mutual understanding（失語症のグループ会話の協同活動：相互理解をめざした行動）」は、治療施設で失語症の患者が数名でグループの会話をしている様子を分析したものである。セラピストを含めて4人の失語症患者が一つの話題から始まって会話が展開しているのを録画し、その会話過程を分析している（図6.4）。

　一人の男性ヤッコ（Jakko）がかつてロシアで働いていたことがあること、その場所を「あそこ」と表現したことから、メンバーの間の会話が始まっている。ヤッコはジャーゴン失語で話すことが多い。この会話でも彼が働いていた場所の名前をSarjaと言っていたが、この単語はフィンランド語では「シリーズ（series）」を意味することばで、このことばではグループのメンバーは何を言っているのか分からず、会話はそこで止まってしまった。そこで、ヤッコはペンで自分の身体の方を指しながら自分がかつて働いていた場所を言おうとする。それを見て、メイヤ（Maija）はヤッコの言いたいこ

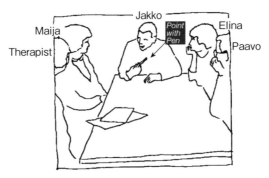

図6.4●失語症者のグループ会話（Klippi, 2003）

とを理解しようとしてyesと答える。ヤッコは、Sarjaの文字を紙に書く
が、メイヤは書いた文字の意味に注目してそれが何を意味しているのか分ら
なかった。だが、ここでパアヴォ（Paavo）がヤッコが言っているのは場所
のことでないかと気づき、パアヴォは場所の名前のことを言っているのでは
ないかと指摘する。ヤッコが紙にこの文字を書いたことは単なるジャーゴン
ではないことを示唆する役割をしていたのである。そして、セラピストは会
話を共有させるために地図を持ってきて、ヤッコは地図で場所を示し、メン
バーもそれを見る。ヤッコがSarjaということばで表現している場所はモス
クワから離れた場所であること、その方向をペンを使ってジェスチャーで表
した。マリアは80と言うが、それをセラピストが800キロと言い直して、
かなり離れたところであることなどを話す。

　このグループの会話は、はじめはヤッコの意味不明のことばのために難し
かったが、紙に文字を書くことでヤッコが出しているのはジャーゴンではな
いことに気づき始め、さらにセラピストが地図を持ってくることでメンバー
が互いに了解できる会話になっていった。

　ここから分かることは、不完全な発話内容をグループメンバーが推論し、
また補完していくことで失語症者同士のコミュニケーションが可能になって
いることである。それは先のグッドウィンの研究でみた家族の会話で起きて
いたことと同じである。あるいはセラピストがグループの会話の展開をみ
て、話しを具体化するためのものとして地図を持って来るといったタイミン
グの良い効果的な支援も大切であることを示している。ちなみに、著者のク
リッピはフィンランド・ヘルシンキ大学のスピーチ・言語障害の教授で、会
話は当然フィンランド語で行われている。

## （2）パートナーが加わった言語訓練

　もう一つの研究がラークソ（Laakso, M, 2004）の論文「Collaborative
construction of repair in aphasic conversation（失語症の会話の改善の協
同的生成）」である。ラークソはウェルニッケ失語の患者アクセリ（Akseli）と
セラピストとの通常の言語訓練に加えて、その場には奥さんも参加してい
る。同伴者である奥さんが患者の発話をサポートしている過程を明らかにし
ているのがこの論文である。ウェルニッケ失語の患者アクセリは2、3日前
に心臓の治療を行い、言語治療ではこのことをセラピストと一緒に話してい
る時である。彼はこの内容をうまく言えないのでセラピストから目を離し、
同伴の奥さんの方に目を向け、指を彼女の肩に触れて話しを止める。奥さん

のサーラ (Saara) は「その後どうしたの?」と相づちを打ち、そのことで患者アクセリは話しを始める。もちろん、話しが分かるように進んではいないが、途中で奥さんのサーラの反応を見ながら「それをどう言ったらいいかな」という質問を自らにしながら奥さんの方に目をやっている。

このケースのように、病院の言語治療場面に患者の奥さんが同席することで、患者はウェルニッケ失語特有のジャーゴン発話の流れに変化が生じている。そして奥さんが途中で声をかけることで患者の意味不明になってくる話しを調整する働きをしている。

同伴者の存在は、セラピスト以外の身近にいる人に話しをするということで、患者が心臓の治療のことも知っていたので患者が言いたい内容も分かっており、患者の言いたいこと分かるように「合いの手」を入れることができている。病院における言語治療の場であっても、いつもの話し相手がそばにいることで協同的な会話を展開していく効果が期待できるということである。

このラークソの事例は病院における治療であったが、セラピストが家庭に出向いて行う在宅リハビリテーションの場合は、一緒に共に生活をし、経験を共有している家族や奥さんの存在は時には患者、セラピスト、そして奥さんという3人が作り出す協同の会話を実現するものであり、患者の会話を支えている効果が期待できる。そこでは患者の発話行動や発話内容を補強してもくれる。なお、ラークソは先のクリッピと同じフィンランド・ヘルシンキ大学のスピーチ・言語障害の研究者である。

## (3) 病院における身体的手がかりを使った言語治療

ここでは、家庭の場面とは異なり、失語症になって間もない急性期の患者に病院内で行われる言語治療として、言語治療の基本である単語呼称訓練で2人のセラピストが注視や身体反応を使って患者に働きかけている症例をメルリノ (Merlino, 2018) の研究からみていこう。「Co-costructing wor (l) ds in aphasia speech therapy (失語症の言語訓練における言葉と世界の協同的構成)」という論文である。ここでは、基本的な言語訓練の一つである単語の呼称課題を使っているが、患者は10日前に脳卒中で倒れて病院に入院中で、訓練も彼のベッドの上で行っている。言語訓練としてここで使っているのは文章完成の課題で、セラピストの言う文章「そこにある帽子を○○にかぶる」の○○の部分に当てはまる単語の「頭」を患者に言ってもらうというものである。

発症して間もない時期でもあるため、患者はセラピストの発話や顔に注意

を向けることが難しかったが、患者が声を出すことを促したり、注意をセラ
ピストの方に向けるように口を大きく開けたり、頭という単語を想起してい
く手がかりとしてセラピストが手を頭に当てる動作をしている。このような
ジェスチャーを使いながら患者の発話行為を促すことをしている。セラピス
トは頭（tete、この患者とセラピストはフランス語圏の人）の単語の最初の音を
deとして発話した時、同時セラピストはtの音を同時に出している。それで
も患者はこの課題に難しさを感じ、課題に向き合うことに躊躇する反応が
あったが、セラピストは患者と積極的に声をかけ、セラピストと視線を共有
するように自分の顔の方に指を差して見せるといった身体反応を積極的に
行っている。直ちに課題で求めた単語の呼称が出るわけではなかったが、セ
ラピストが私と一緒にやってみましょうという声かけには「そうだね」と言
い、課題に積極に取り組んでいく姿勢を出している。

　この症例では、機械的に言語課題を患者に出していくのではなく、課題で
求めている単語の呼称の「頭」の手がかりになるようなジェスチャーとして
頭に手を当てるとか、患者とのコミュニケーションを促す身体的関わりを積
極的に行っている。

　もう一つ、数日後に別のセラピストが行っている症例では、セラピストは
患者のベッドサイドで患者と同じ方向に座って「男の人が皿を洗っている絵
カード」を提示して、この人がやっている動作を表すことばを考えてもらう
課題を出している。「これ（カードの絵）は何でしょうか」という一般的な質
問をして、患者の反応がないのを見越して「このカードにある動作を一緒に
言ってみましょう」と続ける。しばらく間を置いた後、患者は無意味な声を
出すが、単語を言うのが難しいと感じたセラピストは最初の皿（フランス語の
assiete）の音であるa、そして次のsを手がかりとして出す。そして「私と
一緒に言ってみましょう」と促す。その誘いかけで患者がカードに目を向け
ることを促し、セラピストは患者がまだ反応を示さないのをみて、セラピス
トと一緒に言ってみようと誘うが、この時セラピストは患者がカードに注目
していることを確認しながらこの発言を出している。セラピストは患者の手
を持ってカードの方に向け、一緒にカードに注目していく。このことは患者
がセラピストと共同して課題に取り組もうという感情を持つ効果になってい
た。セラピストはさらに皿の単語の第2、第3音節（ass）をヒントとして出
していく。ここから患者はカードを指差して、「そうだ」と何度も声を出し、
腕を上に上げて反応している。セラピストも患者が上げている手に触って共
同の活動の意志を伝えることをしている。もちろん患者は上手く声を出すこ

とができず、舌打ちをし、テーブルを指で叩き苛立ちをみせるが、この時セラピストは皿を洗っているという活動を表すことばを言って、患者が声に出したいこととまさに協同的な活動であることを伝えている。患者はセラピストの腕に手を当てて、協同で活動しているという感情を表している。

　このような症例からは患者はセラピストと一緒に訓練に取り組んでいることを感じていくが、セラピーの活動としてはこのような一緒にやっているという感情的なもの、動機の側面が大事であることを示している。患者の身体的な反応である姿勢の向け方を「聴き」、感情的な声のトーンに耳を傾けていきながら一緒に活動しているという場面を作り出すことが必要である。

## 7 失語症のコミュニケーション研究のさらなる展開に向けて

　近年、グッドウィンによって先鞭がつけられた失語症者の日常生活におけるコミュニケーションの会話分析の研究が行われている（Groenewold他,2019；Tuomenoksa他,2021）。グッドウィンのような言語人類学や社会言語学の視点からの会話研究に加えて、そこでは失語症研究者がブローカ、ウェルニッケ失語症のような失語の種類による会話の障害や特徴に特化した分析や従来までの会話分析に加えて発話内容を数量的に集計すること、あるいは複数の症例を比較することで家族の関与の違いが会話展開に影響している部分などの分析が行われている。たとえばツオメノクサ（Tuomenoksa, A）らの研究では、ブローカ失語症の患者は発話の開始を、ブローカ失語の特徴として定型的発話から開始することや、身体的反応として指差しやジェスチャーの使用が多いこと、パートナーとの会話のために新聞を使うといったことがある。

　グッドウィンから始まって最近の失語症者の日常生活における会話活動や病院の言語治療に配偶者が参加した研究では、失語症本人の言語活動やその言語能力に特化する形で議論をするのではなく、家族など身近な人の存在が失語症者の会話を支える役割をしていることが指摘されている。そこではまさにヴィゴツキーが「発達の最近接領域論」として指摘しているように、他者が存在し、他者との相互行為が失語症の場合は足りない言語活動を支え、補っていることが分かる。そして、ここからさらに議論していくべき問題として、ツオメノクサらが指摘しているように、失語症者の言語活動を補い、支援していくことを可能にする家族の関与の仕方がどのようなものであるべきなのか、そして言語治療の一環として家族の支援能力をどう育てていくの

かということが今後の検討課題になるだろう。

　グッドウィンは、彼が生前行ってきた研究の総まとめとして『Co-opera-tive action（協同的行為）』（2018）を書いている。この著書を遺して彼は2018年に亡くなっているが、ここでは彼が一貫して追究してきた人間の活動の本質にある社会的、協同的な意味生成の活動とそれを解き明かしていく会話分析とその理論を具体的な研究を通して論じているが、その試みの一つが、これまでみてきた失語症の日常生活の場面におけるコミュニケーション活動と意味の協同生成の可能性であった。この著書でも、複数の章の中で失語症者のChilが残された数少ない発話とジェスチャー表現や指差しの活動を使って家族との会話を行っていたことを、詳細な会話分析を映像資料と共に行っている。このような研究に彼が着手したのは父親のChilが失語症の当事者であったこと、そしてグッドウィンが、家族の一員として身近に父親であるChilの活動をまさに状況と活動の文脈を共有する一人であったということである。だからグッドウィンがChilと家族と日常の中での活動をリアルに観察、記録し、またその意味の分析と解釈も当事者でなければ分からない内容に満ち溢れている。

　グッドウィンの論文や著書はもっと注目していってよいだろう。そしてグッドウィンの失語症研究も含めて、彼の日常会話の協同的活動の研究に敬意を表する形で、彼の研究に影響を受けた彼とゆかりがあった研究者の論文を集めた論文集『Co-operative engagements in intertwined semiosis（織り合わされた記号の協同的関わり）』が、Fovareauによる編集で2018年に刊行されている。

［文献］
浅野紀美子(1997)失語症者とのコミュニケーションの展開について. 失語症研究, 第17巻第3号：20-24.
オースティン, JL(1962)言語と行為. 坂本百大・訳, 1978, 大修館書店.
Duchan, J, Maxwell, M & Kovarsky, D (1999) Evaluating competence in the course of everyday interaction. in Kovarsky, D, Duchan, J & Maxwell, M(eds), Constructing(in) competence. Mahwah, NJ: Lawence Erlbaum Associates, pp3-26.
Fovareau, D ed (2018) Co-operative engagements in intertwined semiosis: essays in honour of Charles Goodwin. Tartu, Estonia: University of Tartu Press.
古畑博代(2018)失語症がある人のコミュニケーション力を高めるために：患者報告アウトカム測定ツールJAIQ-21の使用結果. 高次脳機能研究38(2)：177-183.
Goodwin, C (1981) Conversational organization: interaction between speakers and hearers. New York: Academic Press.
Goodwin, C (1984) Notes on story structure and the organization of participation. In M. Atkinson, M & Heritage, J (ed), Structures of social action. Cambridge: Cambridge

University Press, pp225-246.

Goodwin, C(1994)Professional vision. American Anthropologist,96: 606-633.

Goodwin, C (2000) Gesture, aphasia and interaction. In McNeill, D (ed), Language and Gesture: window into thought and action. Cambridge: Cambridge University Press, pp84-98.

Goodwin, C (2000) Pointing and the collaborative construction of meaning in aphasia. Texas Linguistic Forum 43, pp67-76 (Proceedings of the seventh annual symposium about language and society, Austin)

Goodwin, C (2003) Conversational frameworks for the accomplishment of meaning in aphasia. In Goodwin, C (ed), Conversation and Brain Damage, Oxford: Oxford University Press, pp90-116.

Goodwin, C (2004) A competent speaker who can't speak: the social life of aphasia. Journal of Linguistic Anthropology, 14-2,151-170.

Goodwin, C (2007) Environmentally coupled gestures. In Duncan, SD, Casell, J, Levy, ET (ed), Gesture and the dynamic dimension of language, Amsterdam: John Benjamins, pp195-212.

Goodwin, C (2010) Constructing meaning through prosody in aphasia. In Barth-Weingarten, D, Reber, E, Selting, M (eds), Prosody in Interaction, Amsterdam: John Benjamins. pp373-394.

Goodwin, C (2011) Embodied interaction in the material world: an introduction. In Streeck, J, Goodwin, C, LeBaron, C (ed), Embodied interaction: language and the body in the material world, Cambridge: Cambridge University Press, pp1-26.

Goodwin, C (2013) The co-operative, transformative organization of human action and knowledge. Journal of Pragmatics, p46, pp8-23.

Goodwin, C(2018)Co-operative action. New York, NY: Cambridge University Press.

Goodwin, C, Goodwin, MH & Olsher, D(2002)Producing sense with nonsense syllables: turn and sequence in conversations with a man with severe aphasis. In Ford, CE, Fox, BA & Thompson, SA (eds), The language of turn and sequence, Oxford University Press, pp56-80.

Groenewold, R & Armstrong, E (2019) A multimodal analysis of enactment in everyday interaction in people with aphasia. Aphasiology, 33, 1441-1461.

春原則子・船山道隆(2018)失語症とコミュニケーション(シンポジウムⅡ：座長記)高次脳機能研究38(2)165-166.

Holland, AL (1982) Observing functional communication of aphasic adults. Journal of Speech and Hearing Disorders, 40, 50-56.

Holland, AL (1991) Pragmatic aspects of intervention in aphasia. Journal of Neurolinguistics, 6, 2, 197-211.

ヤーコブソン, R(1963)失語症の言語学的分類について. 笹沼澄子・竹内愛子・訳, 服部四郎・監訳, 1976, 失語症と言語学, 岩波書店, pp103-126.

鹿島晴雄・他・編集(2008)よくわかる失語症セラピーと認知リハビリテーション, 永井書店.

Klippi, A (2003) Collaborating in aphasic group conversation: striving for mutual understanding. In Goodwin, C (ed), Conversation and Brain Damage, Oxford: Oxford University Press, pp117-143.

Laakso, M (2003) Collaborative construction of repair in aphasic conversation. In Goodwin, C (ed), Conversation and Brain Damage, Oxford: Oxford University Press, pp163-188.

Lesser, R & Milroy, L (1993) Linguistics and aphasia: psycholinguistics and pragmatic aspects of intervention. London, New York, Longman.

Merlino, S (2018) Co-costructing wor (I) ds in aphasia speech therapy. in Fovareau, D (ed). Co-operative engagements in intertwined semiosis: essays in honour of Charles Goodwin.Tartu, Estonia, University of Tartu Press, pp287-303.

沖田啓子(2008)談話・機能的ミュニケーション.鹿島晴雄・大東祥孝・種村純・編,よくわかる失語症セラピーと認知リハビリテーション,永井書店,pp250-128.

Paradis, M ed (1998) Pragmatics in neurogenic communication disorders. Oxford, Pergamon Press.

佐藤ひとみ(2001)臨床失語症学―言語聴覚士のための理論と実践―,医学書院.

佐藤ひとみ(2008)ミュニケーション行動の理論、鹿島晴雄・大東祥孝・種村 純・編集,よくわかる失語症セラピーと認知リハビリテーション,永井書店,pp114-123.

サール,JR(1969)言語行為―言語哲学への試論―.1986,坂本百大・土屋峻・訳,勁草書房.

鈴木勉・中村やす(2008)失語症のグループ訓練.鹿島晴雄・他・編.よくわかる失語症セラピーと認知リハビリテーション,永井書店,pp322―330.

Tuomenoksa, A, Beeke, S & Klippi, A (2021) People with non-fluent aphasia initiating actions in everyday conversation with familiar conversation partners: rosources for participation, Aphasiology, pp35, 1-24.

綿森淑子・竹内愛子・福迫陽子・伊藤元信・鈴木 勉・遠藤教子・高橋真知子・笹沼澄子(1987),実用コミュニケーション能力検査の開発と標準化,リハビリテーション医学,Vol. 24, No. 2, 103-112.

ウィトゲンシュタイン,L(1922)論理哲学論考.丘沢静也・訳,光文社(光文社古典新訳文庫).

ウィトゲンシュタイン,L(1953)哲学探究.藤本隆志・訳,1976,大修館書店(ウィトゲンシュタイン全集・8)/丘澤静也・訳,2013,岩波書店/鬼界彰夫・訳,2020,講談社.

ヨークストンKM・編著(1992)拡大・代替コミュニケーション入門.伊藤元信・監訳,富永優子・訳,1996,協同医書出版社.

吉田敬・長谷川美佳(2018)失語のある人の会話の分析.高次脳機能研究 38(2):167-171.

# 第7章 日常言語の世界とその言語活動

　この章では、日常生活で会話をどのように展開しているか、その実態を論じている研究をみていく。ことばはどのように使われ、日常の会話ではどういう働きをしているかを議論することは、ことばの本質にあるものを明らかにしていくことである。そのことを通して、不幸にもことばを使って周りの人たちとコミュニケーションをとることに支障が生じている人たちにとって、ことばの働きとはそもそも何なのか、ことばの回復として何をめざすべきなのかを考えることでもある。

　この章の前半の日常言語学派のオースティンの発話行為論とウィトゲンシュタインの言語ゲーム論は、現実の日常生活の中で使われている言語の使用こそがリアルな人間の言語生活の姿だとしている。言語を固定的な言語規範である文法規則に縛られた言語論とは違った世界として描き出している。

　このような視点からすると、ことばの回復をめざした言語訓練の目標も、言語規則の再学習だけでは済まないことになる。周りの人とのコミュニケーションのための言語使用は柔軟で、自由度を持ったものだからである。言語使用者の視点からすると、言語の回復としてめざすべきことは、構音訓練や呼称訓練といった固定化された言語訓練の内容に止まらないものが求められてくる。言語治療の現場では必ずしも中心的なテーマにはなっていない失語症者のコミュニケーションについての議論が必要なのである。

　この章の後半では、シルヴァスティンとその弟子のハンクスによる言語人類学の研究をとりあげる。彼らは、現実の言語活動とは社会と文化の中で展開されているのであるから、言語が使われる状況や文脈の役割が重要であることを強調している。不完全な言語使用やその内容であったしても、状況や

文脈の中では十分にコミュニケーションの働きをすることになる。彼らのダイクシス論や指差しといった身体運動表現への注目も、そうした働きの一端について述べているものである。言語使用の多様な形態は、言語の回復をめざしていくための議論として欠かせない視点である。

## 1 日常言語学派の言語研究

　日常生活の中で言語はどのように用いられているかという問題を論じたイギリスの哲学者たちがいた。日常言語学派と言われる人たちで、彼らは言語を真偽表現のような命題としてみてしまう形而上学的な言語研究ではなくて、日常生活の中の生きた言語を論じなければならないとした。1950年前後から1970年代にオックスフォード大学を舞台に進められたオースティン、そしてケンブリッジ大学におけるウィトゲンシュタインによる言語研究である。彼らは言語学者ではなく哲学者であったことから、言語研究の伝統の枠に縛られることなく、言語を現実の日常生活における活動としてみることが可能だった。そこから彼らは言語の本質にあるものを見出していこうとした。

　なお、この章のオースティンによる発話行為論については、佐藤の「言語治療の本質を理解する〜言語治療という臨床の「トポス（場）」のダイナミズム」（稲川・安田・編著『言語機能系の再学習プロセスに向かって－失語症のリハビリテーションのために』、2022）で述べたものを一部使用する。

### (1) なぜ、日常言語なのか

　私たちは、ことばが何を指示しているのか、あるいはことばが意味として表現しているものは何なのかを混乱することなく理解していくことが可能だと思い込んでいる。本当にそうなのかを、ことばの基本的機能の一つである指示的意味に着目して考えてみよう。たとえば、「リンゴ」ということばが実物の果物の「りんご」を指していることは日本語の意味世界では安定した形で存在している。言語学者のソシュールが「リンゴ」ということばや文字で表されている「シニフィアン（能記）」と、それによって示される「シニフィエ（所記）」である実物の「りんご」との間には物理的な特徴の共通性など何もなく、そこにあるのはあくまでも恣意的な関係だけである。だが、それでも言語体系では決まった規則として存在している。言語の意味はそれがどのような場であっても安定していることを想定した言語意味論の研究は、言語

哲学の分野ではフレーゲやデヴィドソン、ラッセルらによって行われてきた。

　だが、言語の意味は、それが使用される状況や文脈から離れて、果して存在するのだろうか。たとえば言語哲学者のクワイン（Quine, WVO）が出した「ギャバガイ」問題はこれに一石を投じている。この「ギャバガイ（gavagai）」ということばがある特定の動物や物のことを指していると分かるためには、このことばが実際に使用されている状況、つまりことばによって指示されているものが何であるかを直接に見聞きする必要がある。「あれだよ」と相手に指示した時、相手も「あれね」とこのことばが指示している対象を了解しているのは、2人が同じ経験を共有しているからである。そうなると、ことばがどこで、どのように使用されているかということが問題になる。

　たとえば、大事な会議や研究会で相手の発言を聞きながら「あー、あー」とあいづちを打って熱心に聞いている反応をするかと思うと、逆に落胆のあまりに「あー、あー」と小さくつぶやいてしまった時の声が示す意味はまったく違ってくる。社会的場面で出された行為は、一つの実践としての意味を持っている。そして行為として実践の意味を持つのは一定の文脈や状況の下で他者に向けられた行為ということである。

　具体的な意味を表すことばが言語行為として出された時、それは他者に向けての実践的な活動となっている。言語は他者に向けて出され、また他者による理解や評価を促すということでは強力な相互行為の媒介手段である。ここで言う言語行為とはこのような相互行為のことである。オースティン、そして彼の後継者であるサールも、言語行為ということばで自分たちの言語研究を位置づけた。言語行為は、言語の語用論とか言語の使用という意味ではプラグマティック言語とも言わる。これが日常言語の問題であり、ここに注目した研究者が主にイギリスを中心にした日常言語学派である。

## （2）グライスとの比較でみるオースティンの言語使用の精緻な分析と記述

　イギリスの日常言語研究には、オースティンの他にムーアやライルがおり、またウィトゲンシュタインがいた。ムーア（Moore, GE）は、認識の基礎にあるのは対象について私たちが確実に知っているもので、それを日常言語の形としていく常識的な言明を真理の根拠にすべきだと言う。日常言語それ自体を研究の対象にしていくという考えである（ワーノック、1963）。ムーアの主張は、オースティンやウィトゲンシュタインの議論の出発点となった。

　そして、オースティンとの関わりでは、同じくオックスフォード日常言語学派に一時期属し、その後アメリカに渡ったグライスがいた。グライス

(Grice, HP) は、会話成立の条件としていくつかの規則を定式化したことで知られている。グライスの「会話の公準」である。これは会話の形式的な規則を述べたもので、オースティンの後輩という関係にありながらも、会話分析と方法論をより厳密に行うという姿勢で日常言語学派を批判した。

それと比べてオースティンの場合は、グライスのような会話の条件という形式的な議論ではなく、むしろ日常の会話の中で私たちはどのように言語を使用しているか、その機能を実際の言語が使われる現場に拘りながら発話行為の本質を明らかにしようとした。その意味で、オースティンには言語の中でも発話という言語行為そのものの言語現象をあるがままに観察していこうという姿勢があった。発話という行為は何なのか、それ以上でもそれ以下でもない必然性を持って存在しているものをオースティンは明らかにしようとした（『言語と行為』の訳者・坂本百大の解説、p.334）。それは、後でみるウィトゲンシュタインの「言語ゲーム論」にある姿勢とも共通している。グライスの会話の論じ方との違いから、オースティンの日常言語の姿へと向かう姿勢がみえてくる。

ここで、グライスの「会話の公準」の内容を簡単にみていこう。会話が成立するために話し手が守らなければならない基本条件のことである。いわば話者が果たすべき義務であり、これがあることによって会話は成り立つというものである。グライスが「会話の公準」、あるいは「会話の公理」としているものは、1）嘘や確信のないことを言うな（質の公理）、2）無駄なことを長々と話すな（量の公理）、3）その場と関係のない話題を出すな（関連性の公理）、4）不明瞭な表現をせずに順序よく述べよ（様態の公理）である（服部、2003、p.136-137）。この条件をみて、私たちは現実の会話としてどこまでこれらを守っているのかと疑問を持つだろう。私たちは確信のないことは絶対に言わないだろうか。約束はしてみたものの、その約束を絶対に守れると確信を持てるだろうか。現実は結果として約束したことを反故にすることはよくある。あるいは、「関連性の公理」についても話題の展開のためには話題を広げることは時には必要だし、それは会話の内容とも関わっていてけっして形式的な会話の規則だけでは済まされないものである。この問題については、後のスペルベルとウィルソンが『関連性の理論』(1986) の中でさらに検討している。

このように、グライスの説明は規範的、一般的で、これだけでは会話の現実の問題を扱うことには程遠く、あくまでも語用論としての大枠を述べただけである。日常会話の現実の場面では、この公準を守らないことの方が多い

と言えるだろう。

## 2 オースティンの発話行為論

　オックスフォード大学の日常言語学派の中心人物であるオースティンの発話行為論をみていくが、最初に彼が日常生活では言語はもっぱら「行為遂行的」メッセージであるとしていることをとりあげる。彼は発話行為について、それをいくつかの種類に分けて特徴を述べている。

### (1) オースティンの「事実確認的」と「行為遂行的」の2つのメッセージ

　オースティン（Austin, JL）は、文の真偽についてもっぱら記述することを中心にしてきた伝統的な言語研究から脱却して、言語現象を言語行為として捉え、言語がどのように使用されているかを詳しく分析していこうとした。言語を行為としてみることは、文の真偽判断とは別のことを問題にすることである。たとえば、「窓を閉めなさい」という文では真偽の是非を問うことはできないし、真偽であるかどうかは意味のないことになる。そこではメッセージが「真偽であるか否か」ではなく、「適切であるか否か」が問われることになる。オースティンの最大の功績は行為として遂行することが「適切か否か」を問題にしたことであり、言語行為を「事実確認的（constative）」ではなくて、「行為遂行的（performative）」であると論じた点にある。後者のメッセージこそが日常の言語使用の機能として重要になってくる。

　具体例で考えてみよう。オースティンが「発話行為論」として1955年にまとめ、彼の死後1962年に『言語と行為』（原題名は『いかにして言葉でものごとを行うか』）として出版された邦訳書の訳者・坂本百大が訳者解説で次のように説明している。「君の後ろに牡牛がいる」という文の発話は、草原に牡牛がいることを記述しているものと受け取ることができる。「事実確認的」メッセージである。そして、この発話は同時に、「危険だ、逃げろ！」という警告を意味するメッセージでもある。具体的な回避の行為をすることを求める発言が「行為遂行的」メッセージである。

　オースティンは約束、任命、警告、宣言などに関するものは、その機能として、記述ではなく行為遂行の側面があると言う。「事実確認的」と「行為遂行的」の2つの違いは、文についての評価の仕方の違いである。そこには場面の適切性もともなっている。あえて逃げなくても牡牛を捕まえるような檻が手前に設定されていれば慌てないで済むからである。そうなると、この

「適切-不適切」の評価（判断）は、現実の中ではかなり複雑な様態をおびており、どのような状況と場面でのメッセージ内容なのかが問われることになる。オースティンは、ことばの意味の多義性が日常の世界では不可避であることを前提にしていた。

　実は人間社会だけでなく、人間以外の動物の世界でも同じことがみられる。たとえば生物学者のミリカン（Millikan, RG）は『意味と目的の世界』（2004）の中で、動物が動作で表す一種の記号もオースティンの言う「事実確認的」と「行為遂行的」の2つのメッセージと同じような区別をする行為があることを指摘している。彼女が言う「オシツオサレツ（pushmi-pullyu）記号」で、ウサギの行為で足を叩くのは「危険」を示すもので、「足叩き-危険」の記述的側面である。これが「オシツ」の意味で、もう一つは「足叩き-隠れろ」という近くにいるウサギに対する指令として出しているもので、これが「オサレツ」の意味である。このようにミリカンは、動作として表現したものには、単にその意味を記述する「記述的側面」だけでなく、相手に行為として行うべきことを示す「指令的側面」もあるとしているが、実はウサギにとっては「足叩き-危険」の記述、つまり事実確認的なメッセージは、ほとんど生存戦略としては意味を持たない。危険を知らせて穴に隠れることを指令する意味しか選択の余地はないからである。生物学のレベルでは行為遂行的なものしかなく、人間のような状況依存的な行為選択はないという限定がある。文化を持たない生物は選択の幅が人間のように広くはない。

## (2) オースティンの発話行為論の背景にあること

　オースティンは寡作である。彼は48歳の若さで夭折したこともあって、彼の代表的な著書である『言語と行為』（1962）はオックスフォードとハーヴァードの2つの大学で行った講義や講演内容をまとめたものであり、彼のもう一つの著書である『センスとセンシビリア（邦題名：『知覚の言語』）』（1960）も講義内容をまとめたものである。『オースティン哲学論文集』（1961）は彼の論文を死後にまとめたもので、この3冊が彼のすべての研究成果である。

　『言語と行為』は、私たち読者にとっては、この本の元の題名である『いかにして言葉でものごとを行うか』が示しているように、ことばによって言い表されるとはどういうことなのか、その本質にあるものを示している。だからそれは言語学についてのメッセージであると受け止めるかもしれないが、彼は言語学者ではなく、哲学者であった。そこで、言語学で自明のこととし

て扱われなかった、言語によって表現されるその本質的な機能を論じること
が可能になった。

　そして、この言語の本質に関わるような問題の背景にあることとして、
『言語と行為』に先立って、感覚として与えられたものとそれを知覚として
認識することの連続性の問題についての哲学的考察を『センスとセンシビリ
ア』で述べ、また『哲学論文集』では真理論や意味論、自由意志論として議
論しているが、3つの著書を通して論じられているのは、まさに発話とその
行為に含まれる本質的な問題である。

　『センスとセンシビリア』では、彼は知覚内容がそのまま言語内容になっ
ていく「感覚与件言語」を否定しながら、私たちは言語によって感覚や知覚
をどのように語り得るのかという問題について議論している。これは、言語
記述の本質にあるものは何であるかという、言語哲学では十分に議論されな
いままできたものである。結局、それは言語とは何かという問題、言語を
使って何を語っているかということで、この後でみていく彼の発話内行為の
議論につながっている。

　『哲学論文集』に収めた複数の論文からは、彼が言語行為論で言おうとし
たことが垣間見えてくる。たとえば、「語る、とはいかなることか」では、話
し手の言い方によっては聞き手が間違いをすることもあるが、それは発話そ
れ自体の問題ではなく、発話に含まれている意味がどういうものであるかと
いうことと関係している。あるいは「弁解の弁」では、話し手が出している
ことばそれ自体が実在を表しており、まさに発話行為の実態になっていると
言う。だから発話には必ず何かを行為することをともなっていて、そこで発
話として行為をしたことについての責任や、それに対する弁明がともなって
くる。日常言語である発話内行為にはいつもこの問題が内包されている。

　結局、オースティンが言語行為論で問題にしていることは、日常の中での
言語の本質とは何かということである。そのことは「行為遂行的発言」でも
繰り返し議論されている。『センスとセンシビリア』と『哲学論文集』の2つ
が『言語と行為』とどうつながってくるかということだが、たとえば、『セン
スとセンシビリア』では対象に与える感覚とそれを知覚として捉えることは
連続的なものであって、この2つを二分法的に分けることはできないとし
た。2つは現象としては一つのものとしてみていくべきだと言う。あるい
は、『哲学論文集』の「弁解の弁」でも、ことばで「いつ何を言うか」とか、
「どういう状況でどういう語を用いるか」ということは、その意味している
ことを考えるだけでなく、むしろそのことばを用いて語ろうとしている実在

（realities）として捉えていかなければならないと言う。これらは『言語と行為』で発話とその行為は連続していると述べていることと同じ考えである。

　オースティンは虚心に言語そのもの、発話行為という言語現象をあるがままに観察していこうとした。彼はこれを「言語的現象学（linguistic phenomenology）」としていきたいと述べていた（『哲学論文集』邦訳p.290）。これが彼の「発話行為論」の原点にある、言語に対する基本姿勢であった。

## （3）オースティンの発話内行為

　オースティンは『言語と行為』で言語行為論として発話を一連のコミュニケーションの過程として考え、それを「発話行為」「発話内行為」「発話媒介行為」の３つの種類に分けている。彼が主に発話行為の中心問題としているのは「発話内行為」である。「発話行為」は一定の意味と指示をともないながら何かを言う行為そのもののことで、これ自体は特別な意味を持っていない。これに対して「発話内行為」は、発話行為そのものは発話した内容を行為として行っているということで、発話の機能の中心にあるものと位置づけている。

　発話として出されたものには命令や、約束、義務として行う行為があり、発話として出された内容はまさに言語によって出された行為となっており、時には行為として出した者の責任がともなってくる。

　「発話内行為」について、もう少し具体的な例を出してみよう。たとえば、上司が部下を別の支社の部長に任命すると言ったこと、しかもそれは口約束ではなく、辞令と一緒にこれを言った場合を考えてみよう。この時、単に口約束でない以上は通常は履行されるべきことを含んでいる。「発話内行為」では規範や社会通念上で起きていることを前提にしている。この範囲を逸脱してしまうと言語行為の議論は収集がつかなくなるので、そこには一定の前提が設定されている。あるいは知人にお金を借りた時には第三者の前で「来月には返済します」という約束をするが、この発言にともなう発話行為には責任がともなっている。そういう内容を含んでいるのが発話内の行為である。

　よくあるケースだが、結婚式で新郎が「新婦を幸せにします」と公言した時の発話行為は、責任と義務をともなった言語による約束の行為履行なのである。だが、この約束なるものが実は「くせもの」なのだが、「発話内行為」として参加者の前で約束したということには、規範としては守るはずだ、守るに違いない、という期待と願望が含まれている。

　もう一つの「発話媒介行為」の方は、話し手の発話が媒介して、つまり引

き金になって発話行為が効果としてもたらすもの、あるいは本来発話として
は意図しなかったような結果が引き起こされることである。つまり、「発話
媒介行為」として実際に相手に向けられた時、この聞き手が喜んだり、同意
したり、驚くといった感情や行動を引き起こす行為のことである。「発話媒
介行為」は、話者が出した発話行為の内容を受け止める聞き手の側の要因を
含めた議論になっている。たとえば、政治家の口を滑らした発言が波紋を呼
ぶことは政治スキャンダルの種となる。これも「発話媒介行為」である。こ
のように「発話媒介行為」は、「発話内行為」の結果として発話者の発言が何
かの結果を引き起こすという事態をもたらすような、発話者の行為のことで
ある。

　ここまでのことから、オースティンの言語行為論は発話者の側の発言とそ
れがもたらす効果との関係を主な問題にしていることが分かる。これがオー
スティンの言語行為論の最大の特徴でもあり、また問題点でもある。最後の
「発話媒介行為」も効果としては発話を聞いた側で起きることであるが、あ
くまでもそれは発話者の発話行為から出たものとして議論されている。「発
話媒介行為」の考え方として、日常言語では当たり前にあるような「話し手」
と「聞き手」という関係としてコミュニケーションを考える場合には、当然
のこととして聞き手の反応を無視することはできないのであるが、オース
ティンは「発話媒介行為」については、さらにそれがどういう形で話しが変
更したり、発展するか、そこにある複雑な過程について詳しい議論をしな
かった。

### 3 発話行為論の限界：発話媒介行為と約束の問題

　前述のように、「発話媒介行為」では話し手の発言がそれを聴いた他者に
与える影響を問題にしている。先に例としてあげたが、借りお金は必ず返済
するという返答は、発話を媒介する形で相手に安心させるという効果をもた
らす。あるいは政治家の不適切な発言はマスコミを通して反感と怒りという
結果をもたらしてしまう。「発話媒介行為」は、時には発話者の予想を超えて
別な発話内容へと変更していく可能性がある。それはそうした過程に、話し
手の範囲を超えて、この発話を受け止める側の要因が入っていることによ
る。ここが「発話内行為」と「発話媒介行為」が区別される点である。

　「発話内行為」では、話し手が述べたことは一定の慣習として決められて
いることを前提にして、発話が出した「力」、つまり発言が一定の効力を持つ

と考える。発話者の発言の意図もこの慣習的なものを聞いている者が共有していることを前提にしている。だから前のところでも述べたが、結婚式で新郎が新婦を幸せにすると公言した以上は浮気などをして不幸せにするとか、離婚することはないだろうという慣習の下で、それを聞く側の人間たちは新郎の出す「発話内行為」の「力」、つまり行為として示した責任を信じ、納得してしまう。

　実は、「発話媒介行為」はこういった慣習的なものを前提にしているものの、それはあくまでも慣習としてあるだけで、そこには話し手と聞き手の間で慣習が共有されずに、そこにズレが起きる可能性を常に含んでいる。日常でよく言うコミュニケーション・ギャップである。「発話媒介行為」は、話者の発話行為が自分の範囲を超えたところで効果を生んでしまうからである。ここに聞き手の側の要因を考えていくべきだという問題が出てくる。繰り返すが、オースティンは話者の発話行為を中心に日常言語の世界を中心に考えていたために、聞き手の視点も入れた「発話媒介行為」を十分に考察しなかった。

　発話者の責任はどこまであるのか、発言した約束を守ることは、確かに慣習や規範を前提にするならば義務として履行されなければならない。この慣習がなかったら、あるいは「発話内行為」は１回きりのことだとしたらどうなるだろうか。実は「発話内行為」には慣習として従うこと、そして１回だけの言明ではなく、それは変わることなく反復して当てはまるものだという前提がある。これを否定したら、発話者の責任範囲というものは限定されたものになってくる。前言は覆されてしまう。あるいは「発話媒介行為」で話者の発言を超えた反応に責任はともなわなくなる。

　オースティンの発話行為論からすると、約束に偽りがあってはいけないことになる。だが、約束は永遠に守らなければならないのだろうか。約束したことはあくまでもあの時のことだけだという可能性を否定できないのである。だが、話者の話を聞いた側からすると、約束は１回きりのことではなく普遍的な真実だと思ってしまう者と、約束は限定的な意味だと思っている者との間でズレが起きてしまう。だから結婚式で新郎が新婦を幸せにするといったことを信じた新婦は「彼は私をずっと愛してくれるに違いない。そう約束したのだから」と思い込んでしまう。

　ここにオースティンの「発話媒介行為」が抱える問題がある。それは、日常言語ではいつも起きていることでもある。日常というのは規範や慣習だけでは説明できない世界なのである。オースティンは「約束を守れないような

ことを守ると言ってはいけない」と言うだろうが、それは発話行為としては不適切なのだとしてしまっているからなのだが、この説明だけで良いのかという問題が残っている。

オースティンの考え方の背景には、法哲学者のハート（Hart, HLA）との学問上の交流があると言われている。実際、『言語と行為』の最初の第1講では、法の解釈やその執行に関連づけながら約束はどう守るべきかという議論が展開されている。オースティンとハートとはオックスフォード大学では僚友であった。オースティンの発話行為論には民事訴訟における議論と似たような発想がある（橋元、1989、p.16）。そして、オースティン自身は大学卒業後、イギリス陸軍の情報将校として5年間軍隊に勤務し、第二次世界大戦の対ドイツ戦では優れた情報取集の能力を発揮していた。彼の慣習の存在を前提にした「発話内行為」の発想にも、多分に軍隊の経験が関係している。彼の「発話内行為」には慣習の下での適切な使用と解釈という発想が強いことが分かる。

だが、日常言語の世界では、この誠実性はあまりにも現実離れをしている。この問題に鋭く切り込んでいるのが、文学研究では著名なフェルマン（Felman, S）で、彼女の『語る身体のスキャンダル』（1980）である。彼女はモリエールの喜歌劇「ドン・ジュアン」のセリフを使いながらオースティンの発話行為論にあるのは自己言及的で、かつ合法的な権威の行為であると言う。フェルマンが「ドン・ジュアン」を使ってオースティン論を展開するその力業には感服するだけだが、だがここでも残っている問題はある。私たちは「腹の中に抱えたことばと口に出したことばとは同じだと思っていたのか」「俺の言ったことをまともに受け取ったのか」と平然と言ってのけるような勇気はあるのだろうか、ということである。やはりそこには慣習と日常生活では許される範囲の言い訳の間での折り合いをつけるのが現状だろう。そして、話し手と聞き手の間で起きていること、あるいは「折り合いのつけ方」なるものも、言語研究や会話の分析の問題となるとそこにはやっかいなことが存在している。

## 4 日常的言語活動を基礎にした失語症の言語訓練

失語症の研究で、日常言語学派の研究に注目して、その理論を治療方法に利用していこうという試みがある。イタリアの神経内科医のペルフェッティ（Perfetti, C）が中心になって身体運動の再学習として展開してきた認知神経

リハビリテーションの考えを言語治療の方法として提案しているもので、基本的にはオースティンの発話行為論を背景にした訓練方法である。ペルフェッティを中心にしたグループの失語症の治療方法は『失語症の認知神経リハビリテーション』(2018) でその概要を知ることができる。ここではペルフェッティたちが提唱している失語症のリハビリテーションの内容と方法の概要をみていくが、詳しくは稲川・安田・編著の『言語機能系の再学習プロセスに向かって』の第3章「言語行為論からみた言語機能系の働き」で確認できる。

### (1) 認知神経リハビリテーションの失語症訓練

　認知神経リハビリテーションの失語症訓練では、オースティンの発話行為論の考えを「発話内行為」として出されたメッセージ内容を正しく理解していくために考案された言語訓練の課題として活用している。特にこの失語症訓練で重視しているのがオースティンの発話行為論の中でも「発話媒介行為」に関連する部分である。「発話媒介行為」では、話し手は自分の出したメッセージを聞き手が正しく理解し、どう応答するかを想定したものである。たとえば、「部屋が寒いね」と相手に言った時、この場面ではこれを聞いた相手が「窓を閉めるね」と言って、そうした行動をとるようなメッセージを出すか否かということである。患者が聞き手として窓を閉めるという行為を推測しながらこの行為を引き出すような反応をすることを、訓練課題として設定しているのである。

　ペルフェッティたちが考えた言語訓練では、患者とセラピストの間で交わされるコミュケーション内容の適切さを患者に問い、考える課題を設定することによってコミュケーション状況で求められる言語運用能力を高めていくことをめざしている。その時、課題として主に使われるのは絵カードで、そこに描かれているメッセージの解読と推測が正しくできているかということをみる。言語活動に支障がある失語症者を対象にしたメッセージの理解、あるいは解読のための言語訓練ということで絵カードを使用しているのである。特にカードから直接理解できるものだけでなく、絵カードにある情報としてその内容が直接示されないで、治療としてそれを推測することが課題の目的となる。ここには患者の会話における言語読解能力を高めていこうとする訓練意図がある。

　これまでの言語療法では構音訓練、呼称訓練などに重点が置かれているのと比べて、認知神経リハビリテーションでは日常言語の本質に沿った形で言

語運用に特化した課題と訓練を設定しているところが特徴で、訓練課題としての意義も大きいものがある。そこでは、課題として用意された動作や状態の絵が描かれたものについて、カードに示されたメッセージとしてふさわしいものを推定、選択することで言語運用の力を高めていこうとしている。その点では、日常言語学派の中でも特に日常における言語活動の細部に拘り、発話行為それ自体を問題にしたオースティンの発想とつながっている。

### (2) テーマとレーマという2つの言語情報

　認知神経リハビリテーションの言語訓練で重視している「テーマ」と「レーマ」という2つの言語情報とその区別についてみていこう。テーマとレーマについての議論とは、テクスト言語学の問題としてドイツのヴァインリヒ（Weinrich, H）がその著書『言語とテクスト』（1976）でとりあげたり、ルリヤが『言語と意識』（1979）でチェコ・プラハ構造主義言語学派のマテジウスとヤコブソンの影響を受けて言及しているものである。

　テーマとレーマは書かれているテクスト全体の意味を2つのレベルで区別するもので、テクストから直接理解することが可能な意味内容と、表に書かれているものから推測することでその裏に暗黙としてある内容を理解していくという2つを区別して、それぞれをテーマとレーマと称している。簡単に言えば表の情報とそこに込められている裏の意味の情報ということである。

　そして、この2つの区別と関連して、ルリヤは、テキスト全体を意味としてまとめる形で表される「シンタグマ」と、テキスト全体をまとめた概念レベルの意味である「パラディグマ」の2つについて論じている（『言語と意識』の第8章「文の統辞的構造と意味論的構造」）。これは複数の文章からまとまった意味として何を理解するかということを問題にしたもので、単に文章をまとめて理解する「シンタグマ」のレベルだけでなく、これらから一つの意味として統合したものを理解していく「パラディグマ」の読解と解釈を最終的に求めるということである。テキストを構成している個々の文や発話では個々のメッセージを関連づけて解釈していく、言わばテキスト間の横の関連性の読解（シンタグマ）だけではなく、それを概念として縦の関係として把握する「パラディグマ」のレベルの読解が可能になるということが、言語訓練の最終目標として設定される。

### (3) ルリヤのパラディグマの理解をめざした言語訓練

　ルリヤは『言語と意識』の第9章「複雑な形式の言語発話」で、シンタグ

マ的な形式の理解と、パラディグマ的形式の理解の仕方の違いを次のように述べている。「『経験のコミュニケーション』として現れるシンタグマ的な形式をもつ発話は、日常の言語行為の流れによって産出される。したがって、継時的な、系列的に組織された特徴をもっている。他方、『関係のコミュニケーション』として現れるパラディグマ的な形式の発話は、複雑な言語コードを利用する過程で発生し、しかも心理学的に、発話の継時的な環を同時的な（一時的に把握できる）図式に変換することに密接に結びついている」（邦訳p.213）。ここで言っていることは分かりにくいが、具体的にはシンタグマ的な形式は次のような発話内容である。イヌが吠えている、少年がイヌを叩いているといったように発話ないしは文が一つの方向に連続的に並んで一続きの構造になっているものである。これに対して、パラディグマ的な形式は、父の弟、とか、弟の父という発話や文で、この2つはそこに違った意味を理解しなければならない。これは概念的な階層関係や論理的な意味関係を表しており、発話や文の関係として縦の意味構造を示したもので、パラディグマは時には上位・下位のカテゴリー的関係を表現しているものでもある。なお。シンタグマは「連辞」、パラディグマは「範疇列」と日本語では表記されている。

　ルリヤは、失語症でも特にパラディグマティックな文字や発話の連合の理解に傷害が生じているのを「意味失語症」としているが、それは主に左頭頂・後頭領が損傷したことによる。ルリヤが扱った患者の一人が本書の第4章でとりあげたザシェツキーである。第4章でみたように、この患者は「冬が来た。寒くなった。池が凍った。子どもたちがアイススケートをしに行った」といった文は容易に理解することができたが、「ドゥーニャの学校では工場からやって来た女性労働者の一人が報告した」というパラディグマティックな文章は理解できなかった。そしてルリヤは、このような単語の概念的連合ができない意味失語の患者の場合は「三角形は円の下にある」といった空間的な位置関係の理解ができなくなっていることから、訓練では「上」「下」といった位置関係の理解のためのプログラムを使って再学習を行っている。これらはルリヤとツベトコーワ（1968）の論文、ルリヤの著書（1976）でその内容を確認することができる。

　ルリヤとツベトコーワの研究をみていこう。彼らは頭頂－後頭下部領の損傷で空間定位障害や論理と文法、計算の操作が困難になったり、意味失語症になった41歳の女性に、コース立方体組み合わせテスト（Kohs Block Design Test）を用いて空間構成の訓練を行っている。たとえば、次のaの三

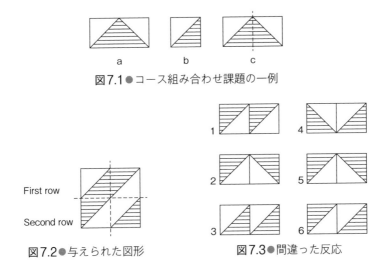

図7.1●コース組み合わせ課題の一例

図7.2●与えられた図形

図7.3●間違った反応

角形を二個のブロックで構成するためにはbのブロックと対称するもう一つのブロックをcのように組み合わせていく。

　もう少し複雑にしたものが**図7.2**の上半分の部分の形を２個のブロックで構成するというものだが、この課題には困難を示して１〜６のような間違った組み合わせをしている（**図7.3**）。

　訓練として、**図7.2**の上半分にある線を引いた部分の図形に注目させて、それを描くこと、そして２つのブロックを使って同じ図形を構成することを求めている。同じことを下半分の図形でも行う。この訓練では図形の直角の向きに注目していくことを促すことで、空間の定位を正しくできるようにするというものである（**図7.4**）。

　ルリヤが詳しく調べたザシェツキーに対しても次のような訓練を行っている。彼の場合も左頭頂・後頭領が損傷して意味失語症になっていたことは前の第４章のところでも述べた。彼には次のような空間配置の絵を見せて、モノが上にある、下にある、そばに置かれている、上に置かれてあるといった空間の定位を正しくできるような訓練プログラムを通して最終的にはパラディグマ関係（たとえば、above、belowなどの関係）の理解能力を高めていくことをめざしていた（**図7.5**）。そして、彼は少しずつ空間的なパラディグマ関係を表現していけるようになった。藤井（1980-81）がこのルリヤとツベトコーワの論文を含め、ルリヤの神経心理学と脳損傷者の言語訓練の概要を紹介している。

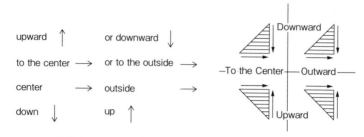

図7.4●図形の直角の向きに注意することを促す訓練

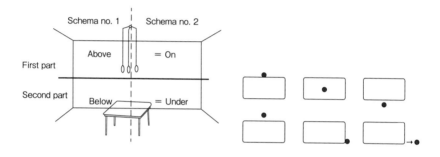

図7.5●空間的なパラディグマ関係の理解のための課題

　日常の言語の世界では、発話や文章として書かれたものを理解するうえで
は、時には発話や文章からその内容を直接知ることができる「テーマ」レベ
ルの理解だけでなく、「テーマ」から推測して意味を理解していく「レーマ」
のレベルの理解も必要になる。むしろ、この場合の方が通常の言語理解の中
心になっている。そこで言語訓練でも、この「レーマ」への気づきを促すこ
とが課題として設定されている。さらに、失語症の傷害でも特に意味失語の
場合にはパラディグマティックな発話や文の内容を理解していくための訓練
課題を設定していく必要がある。
　失語症の言語訓練として「レーマ」のレベルで内容理解をめざしていくこ
とを重視することと関連して、スペルベルとウィルソンが『関連性理論』
（1986）で文の意味内容は書かれているもの、あるいは話されている内容の
前後関係との連関の中で意味が確定され推論し、まさに関連づけていくとい
う推論モデルを出している。彼らは「ほとんどの文は無限の数の異なる思考
を伝えるのに使われている可能性がある」（邦訳p.11）と指摘しているが、こ
こから言えることは、発話や文で示されていることが直ちに意味の理解にな

るような単純なものではないということである。認知神経リハビリテーショ
ンの失語症の訓練では用意された課題を解くことで言語理解の本質にあるメ
タ言語能力の回復がめざされている。

## (4) 日常言語の世界をめざした言語訓練とその在り方

　言語に障害がある人の言語訓練では、絵カードを使ってそこに表されてい
る意味内容を理解し、それをカードから選択するといったこと、時には可能
な範囲の発話で反応することを求めている。それは言語に負荷をかけないで
行うという意味では理にかなった方法だろう。あるいはそこで使用されてい
る絵カードの内容が限られた発話内容や発話の状況であることは言語訓練室
であることと、短い訓練時間の中で行う必要があるという条件の下では患者
の出した選択行動の正解のフィードバックを出していくという訓練方法をと
らざるを得ない。

　そこでとられる発想は、オースティンの発話内行為で想定している話者が
出した発言は、慣習という枠組みの中で適切であるのか否か、あるいは発言
した内容に責任を果たしていくという考えに準拠したものである。認知神経
リハビリテーションの失語症の課題では正解としての反応や発言の基準を
オースティンの規範に準ずる形で設定されているということである。オース
ティンが話者の言語行為に特化していたために認知神経リハビリテーション
の失語症訓練でも話者の発言の適切性が中心になっている。

　だが、日常会話では、話し手と聞き手の間で展開されるやりとりの中で発
言が正しく伝わっているか、両者の間で誤解が生じていないかが議論になる
のであって、けっして話者の一方向の発言だけではない。だが、認知神経リ
ハビリテーションの失語症訓練ではオースティンの発想と同じように、話者
の発言が中心で、話し手と聞き手との相互のやりとりは想定されていない
し、具体的な聞き手の反応から話者の発言が適切であったのかは扱われない
という問題がある。日常の発話状況とは違っていると言わざるを得ない。

　ここにはオースティンの言語行為論に対する批判として出されていること
と同じような問題がある。言語訓練であるからどこまで適切な発言をするか
といういわば話者の能力と責任に特化した内容にならざるを得ないが、現実
の日常場面では話し手が相手に正しく伝わらない内容や話し方をした時に
は、聞き手の側でフィードバックを出したり、不明なところは推測していく
といった反応を時には行っている。話し手だけの責任と能力だけが問われて
いるのではないということである。

　サルトル、メルロ＝ポンティの後を継いでフランス哲学を牽引してきたリクールは対岸のイギリスの日常言語学派へも目配りをし、言語行為論について注文を出している。リクール（Ricoeur, P）は『解釈の理論』(1976) で、オースティンの言語行為論の重要性に着目しながらも、オースティンはもっぱら話し手の発話行為に注目してしまい、話し手と聞き手の間で展開される相互行為の過程の中で起きていることを扱っていないと批判する。話者だけの問題では現実のコミュニケーション状況を正しく反映していないということである。

　言語行為はこの話し手と聞き手の間の相互作用である「対話」「問いかけ－応答」の過程の中で考察されなければならない。そこで、リクールはオースティンが言語行為論のために用意した発話行為、発話内行為、発話媒介行為に加えて、新たに「相互発話行為」（あるいは「対者発話行為」）を加えるべきだと言う。オースティンがメッセージとしての適切性、不適切性をもっぱら話者の行為遂行的なメッセージの内容で説明していたが、実際は適切か不適切かという評価は、聞き手がこれをどのように受け止め、また応答したかということで決まってくるのであって、話し手が持った行為期待を聞き手がそのまま了解するようなことは疑わしいということである。

　このように考えると、リクールが指摘するように、言語行為は相互的な発話行為の過程としてみるべきだということになる。そして、リクールはこの相互的過程の中で起きていることを次のように指摘している。「相互理解の初段階では、ある程度の誤解が生まれるのも当然である。私たちの用いる語は、たいてい多義語であって、2つ以上の意味をもっている。しかし、私たちの用いる語の多義性を、いわばスクリーンし、可能な解釈の幅を、すなわち語のスクリーンされない多義性から生まれる言述の曖昧性を、削減してくれるのは、まさに言述の文脈機能である。そして、文脈のこのようなスクリーン機能を発動させるものは、対話の機能である。文脈的なものは、対話的なものである。まさに、このような厳密な意味において、対話の文脈的役割が、命題内容に関連する誤解の範囲を削減し、経験の非伝達性を克服することに部分的ながら成功するのである」(邦訳 pp.39-40)。対話という話す者と聞く者との相互的活動から作られる場の状況性、場のトポスが語の意味の曖昧さを補い合い、意味のズレを時には直していく。ただ、直されることなく、そのまま誤解として残ってしまうこともももちろんある。いずれにしても、発話者だけが正しい発話行為を出し、その責任を一方的に負うといったものではない。言語訓練として私たちは言葉を失った人の回復として何を、

どこまで求めればよいのだろうか。それは治療者だけが決めることではないだろう。

　リクールが1977年に来日して講演した内容をまとめたものに『哲学と言語』(1977) がある。この中で彼は言述（ディスクール）、つまりことばによる語りによって生まれる文脈に応用されてくるのは、個人がことばを使っていく中で行われる自由な組み合わせとして展開されている話しことばであって、それはかつてソシュールが言ったラングではなく、パロール、個人の言語活動の方であると言う。ラングは文脈を作ることはないし、ラングでは誰も話さないのである。そこでは対話の場・トポスは生まれてこない。

　リクールの発言を聞いてみよう。「対話では、話し手は、話すという自分の志向において、相手が、話しかけてくる者として自分を認めようという相手の志向を目標にすること、それが対話の前提であります。認めようという志向をこのように志向すること、これが対話の親密さをなし、一方の言うことが他方への質問となって、相手からの答えを求めるようにさせるのです。…ことばが真に他者に話しかけられるには、そのことばがすでに主体の志向となっていなくてはなりません。したがって、主観的な志向と相互主観的な話しかけとは、源を同じくしています」(pp.38-39)。

　ことばの治療の場で大事にしたいのはことばに障害を持った人が自分のことばで何とか相手に自分の考えを伝え、つながりを共有していきたいという、そこに向かっていく志向性であり、意志である。そしてそこで大事にすべきなのは体系的な言語規則に則ったラングではなく、パロールである。それは時には多少ほころびのあることばでも構わない。その人の志向として真のことばなのだから。

## 5 ウィトゲンシュタインの日常言語研究

　ウィトゲンシュタインが言語の機能とその意味は日常の言語活動の中に置かれてはじめて確定されるという考えを『哲学探究』の中で展開していたことをみていこう。彼の議論は一貫して人間にとって言語とは何なのか、その本質を明らかにしていくことであった。

### (1) ウィトゲンシュタインとオースティンの日常言語に対する姿勢の違い
　ウィトゲンシュタインとオースティンは共にイギリス日常言語学派を代表する二人である。ウィトゲンシュタインもオースティンも共に言葉とその意

味を統語論や構文論といった形而上学的な見方で考えるのではなく、現実の生活の中で人間は言語をどう使用しているかという視点で論じている。それはウィトゲンシュタインの場合は後期の言語ゲーム論と言われているものであり、オースティンのものはすでにみてきたように発話行為論と言われているものである。

　ウィトゲンシュタイン（Wittgenstein, L）は1889年生まれ、オースティンの方は1911年生まれなので、ウィトゲンシュタインの方が20歳ほど年上である。ちなみにウィトゲンシュタインが10年早く1951年に死去している。オースティンが亡くなったのは1960年である。2人はオースティンがオックスフォード大学、ウィトゲンシュタインがケンブリッジ大学で共に言語を発話行為として捉え、言語使用についての記述と分析の理論を展開していったことでは共通している。そのため彼らは英国の日常言語学派と言われている。

　だが、彼らの言語に対する分析の視点やその力点の置き方は違っている。ウィトゲンシュタインの後半の研究である言語ゲーム論では、言語についての哲学的問題の解明が中心で、言語ゲームと称している日常の言語活動それ自体が持っている意味を論じている。これに対して、オースティンの場合は、日常言語の細部にある内容を徹底的に追究するという姿勢に表れているように（ワーノック、邦訳p.188）、発話行為それ自体の性質についての考察と理論が主題であった。彼自身は言語学者という立場ではなく、あくまでも言語哲学者であったが、彼にとっては哲学とは発話を巡る問題の応用として位置づけていたということである。この違いは2人の理論の相違となって表れている。

## （2）ウィトゲンシュタインの言語ゲーム論と意味の使用説

　ウィトゲンシュタインは、一貫して言語の意味と言語を通した世界の理解のあり方についての哲学的思索を続けた。だが、彼の言語に対する理論的姿勢は前期のそれと後期とでは断絶があり、まさに前期の考え方を否定するような形で変えていったというのが通説である。前期のものは『論理哲学論考』（1922）であり、後期は絶筆となった『哲学探究』（1953）である。『哲学探究』（以下『探究』）で展開されている彼の考えは言語ゲーム論と称されている。彼の言う言語ゲームとは日常における言語の使用とそこで展開されている言語活動のことであり、そこで彼が主張しているのが、語の意味とは言語における使用（『探究』43）ということである。

ウィトゲンシュタインは語の意味はそれを使用する過程の中で決められると言う。このことを一つの具体例を使って説明している。人が八百屋でリンゴを買ってきてもらうことを他人に頼み、紙片に書かれたものを渡す。紙には「5、赤、リンゴ」と書かれている。これを見た店の人は、赤いリンゴを5個という意味を紙に書かれた言葉から5のことを理解して実際にリンゴの数を決めるのに使用するという次第である。そこでは5という言葉の意味、赤という言葉の意味が何なのかは問題ではなく、5という言葉がいかに使われているかということが問題である（『探究』1）。まさに語の意味はそれが使用されることを通して決められる。これがいわゆる「意味の使用説」と言われ、ウィトゲンシュタインの後期の言語論のキーワードになっている。これは『探究』の冒頭の1に書かれているもので、ほぼ同じことは『探究』の前に書かれ、『探究』への「橋渡し」となった『青色本』（1933-34）にも使われている。これと対比するのが前期の言語論の「意味の対象説」である[脚注1]。

## ①「意味の対象説」から「意味の使用説」へ

ウィトゲンシュタインの後期の言語観を「意味の使用説」だとすると、前期の言語論は「意味の対象説」で、『論理哲学論考』（以下『論考』）で展開されているものである。「意味の対象説」は、言語で表されている意味は言葉によって名指される対象によって示されるということで、「名前は、対象を指示している。対象が、名前の意味である」（『論考』3.203）というものである。

『論考』の中心問題は、言語と世界、あるいは言語で示される命題と事実との関係である。はじめに確認すると、事物と事実とは別のものであって（命題1.1）、事物が現実としてその意味を表しているもの（現実態）が事実である。事実は事物を一種の写し＝「写像（picture）」として表しているもので、両者の対応関係を示すのが命題である。たとえば、事物として目の前にコップがあり、後ろに皿があるという事実で示される配置関係を論理的に表現するのが命題である。『論考』の中心にあるのは記号表現の世界であり、「像の理論」と呼んでよい（黒田、2000、pp.42-43）ものである。

言語は命題の形で対象を指示する「指示記号」で、「言語は世界を指示し、意味を表現（mean）している（ワーノック、邦訳p.90）とした。言葉の意味は命題から導き出せるというのが、『論考』のウィトゲンシュタインの主張で

**脚注1**　この『青色本』は彼がケンブリッジの数名の学生の前で口述したものをノートにしてまとめたものである。表紙が青色だったのでその名前がつけられている。2つの違いはリンゴの数が5か6かだけである。

ある。『論考』4.001では「命題の総体が言語である」と断言し、『論考』4.002でも日常言語では言語を論理的に説明することはできず、言語を論理形式として論じるしかないと言う。日常言語は複雑だから、この複雑さを捨象するためにはそこに理想化を施して言語の論理形式を取り出すしかないとしたのである。

このように、ウィトゲンシュタインは、『論考』では言語は事実を記述する目的のために用いるもので、言語は論理的形式で表現するものを持っていると結論した（『論考2の複数の文章』、ワーノック、邦訳p.92）。そして、『論考』は、「語ることができないことについては、沈黙するしかない」（『論考』7）という有名な文で終わっている。

しかし、彼は『論考』で出した結論、つまり言語は命題表現、論理形式の方法として使うことが目的であるとしたことがどこまで現実の言語使用で当てはまるのかという疑問を抱くようになり、そこで『論考』を見直し、さらに『探究』ではそれを否定してしまった。私たちは、現実には言語を単一の目的、単一の方法だけを使っているのではないと言い始めたのである。

ウィトゲンシュタインは、『探究』11では、現実のことばの使い方は多様であって、けっして一つの方法、論理形式だけを使ってはいないと言う。比喩を使って言えば、私たちが使える道具としてハンマー、のこぎり、ものさしなど機能が違うものが道具箱にあって、それを使い分けているのと同様に、ことばの機能もまたさまざまで、けっして唯一の手段なのではない。そして、ことばの使用の目的もまたさまざまである。記号、語、文と呼ばれているものには、限りなく多様な種類の使用が存在する。日常の生活では命令、議論、報告、演劇、合唱、噂話、挨拶、祈り、等々、さまざまな目的のためにことばを使用している（『探究』23）という具合である。

こうして、『論考』から10数年後に、彼ははるかに豊かな言語像を『探究』で提示し始める。『論考』で議論してきた事物を言葉で表現するという目的も言語実践（言語ゲーム）とその一つに過ぎず、それに納まらない多様な言語使用の形態と目的があると言う。彼の『探究』23の発言である。言語ゲームという言葉は、ことばを話すことが活動の一部、生活の形の一部であることを言いたいためのものなのである。あるいは、『探究』25の中で、次のように述べている。「命令する、問う、物語る、雑談をする。これらの行為は、歩く、食べる、飲む、遊ぶといった行為と同様に、我々の自然誌の一部なのだ」（鬼界・訳、p.39）。

なお、『哲学探究』には藤本隆志、丘澤静也、そして鬼界彰夫による3つの

邦訳があるが、ここでは主に丘澤と鬼界のものを用いる。

## ②指示機能としての言語論を超える

　ウィトゲンシュタインが言うような「意味の使用説」の視点から言語をみていくことは、言語を指示機能とはしないということである。語の意味は具体的な対象に対して何かを表し、指示することで得られるという考えはずいぶん昔からあった。たとえばドゥルーズは『意味の論理学』(1969) で、「指示」で言葉の意味を説明するという発想はソクラテス、プラトンの時代でも議論されてきたことだと言う。そしてこの第3セリー (節) でも、これまでの言語研究では言葉が特定の対象が何を指すのかという関係を固定的に捉えたり、あらかじめ決まっているものとして説明してきたと言う。分かりやすい例では、「富士山」という言葉は日本で一番高い山の「富士山」を指しており、具体的に存在するあの富士山を意味する言葉である。この場合、言葉が指示する対象となっているのは一個の具体的な事物であるから両者の対応関係は一義的に決まっている。たしかに言葉で指示するものは富士山を意味するものになっている。だが、このような言葉による指示とその対象との関係が確定しているのは限定的で、限られた条件の下で行われているに過ぎない、とウィトゲンシュタインは言う。

　『探究』2で彼が例として使っているのが建築家とその助手の言語ゲームである。建築家が石材を使って建築をする。助手は建築家に必要とする石材を順番に手渡しをする。建築家はブロック、石柱、石版、角柱という違った石材の名前を叫び、助手はその叫んだ語に応じて運ぶように習った石材を持っていく。このような場合は、それぞれ4つの指示語は4つの石材の名前を意味するので、まさに指示語がものの意味となっていて、ウィトゲンシュタインはこれを原初的言語と呼んでいる。原初的言語とは、言葉とその機能が限定的な場面で使用されているということである。そして、この『探究』2でウィトゲンシュタインが述べていることで大事なことは、助手は語に応じて運ぶように学習をしたということなのである。指示語と対象とは固定されてはおらず、ある場面と状況に応じた学習の結果という限定的なものということになる。

　次のような場合はどうだろうか。あるものを指しながら「あれは卵である」と言われた時、それを聞いた人が「それが対象の形を指示していることだ」と理解することではじめてこの「卵形」が何を意味しているかを知ることができるのであり (ワーノック、邦訳p.96)、ことばが使われている状況や場面を共有していることが必要なことを示している。まさにウィトゲンシュタイン

が言うように、ある人がその言葉の定義をどのように理解するかということは、その人が定義した言葉をどのように用いているかという使用の中に見出すことで可能になるということである。

　言葉が使われている場面を共有すること、そして先の建築家と助手の場合のように言語ゲームとしての言葉の使用の経験＝学習を持つことが言葉の意味の形成には不可欠になる。もう一つ具体例をあげてみよう。本章のはじめでもふれたが、言語学者のクワインが『ことばと対象』（1960）で、一つの例を使って人は言語の指示的意味を理解することができるのだろうかという問題を出している。現地の人が使っている言語を理解できない探検家がいたとして、現地の人が1匹のウサギが草むらから飛び出してきた時、「ギャヴァガイ」と叫んだ。探検家がこのことばが何を指しているのかが分かるのかという問題である。実際、このことばがウサギという固有名詞のことなのか、白い色のことを言っているのか、あるいは四つ足で動く動物のことを指しているのかは探検家には決められない。このことばを発している人が何を指示して言ったのかが探検家には不明だからである。

　この「ギャヴァガイ」問題に一つの説得的な答えを出しているのがトマセロ（Tomasello, M）である。彼は、『コミュニケーションの起源を探る』（2008）の中で、クワインの出した問題についてその形を変えながら次のように説明をしている。言葉が通じない所を訪問した人に現地人が何かを指して「ギャヴァガイ」と言ったとする。この時、現地人は川に魚を捕りに行く時にバケツと竿を使っており、このことを訪問者も知っていた。魚を捕るために現地人が竿を持って外に出て、現地人が訪問者を川に誘い「ギャヴァガイ」と言った時は「バケツ」のことを言った可能性がある。さらに小川に着くと「ギャヴァガイ」と言って物を持ってきて欲しいと意思表示をした時に、やはり「ギャヴァガイ」は「バケツ」のことだと確認できるようになる。

　このように、人は話し手が何をしようとしているのか、その目標と意図を理解することでそこで発している言葉の意味が可能になってくる。そのためには、相手と一緒の活動と経験を共有して、状況の意味を了解し、共有することが必要である。言語的指示が何を意味しているのかを確定するためには、行為の共有や状況、体験の共有という言語以前にあるものが前提にある。言語の指示的意味を言語という範疇の中で行われているものを超えて考えなければならず、そこでは改めて行為から言語的意味が生じることを問わなければならない。

　もう一度、ウィトゲンシュタインの議論に戻ると、ウィトゲンシュタイン

は『探究』19で一つの言語を想像することは、一つの生活様式を想像することに外ならないと言う。トマセロの逸話を使うと、一緒に魚釣りに出かけるという具体的な活動を共有する中で、この奇妙な「ギャヴァガイ」のことばの使用を想像することで、意味を了解していく。ウィトゲンシュタインの『探究』19の発言は、「ギャヴァガイ」の意味を理解していくことで起きていることを見事に語ってくれている。言語について説明したり理解したりするためには、私たちが何を行い、何を目的とし、また何を欲しているのかという、言語の世界だけではないものを想定しなければならない。

### ③日常の中のことばから言語の本質にあるものを考える

　ウィトゲンシュタインは、言語の本質を論じていくためには私たちが日常使っていることばそのものへと向かうべきだと言う。彼は言葉にある論理形式や言語規則に忠実に従うのではなく、これらからはるかに遊離している日常言語をあるがまま受け入れ、本来の現実の言語の姿を復活させ、元へ戻ろうとした。そして、そこから言語の本質、つまり言語を巡る哲学的問題を解決しようとした。彼の発言である。論理が扱う命題（文）や語は、純粋で、それらが説明する境界は明確なものであるが、日常の暮らしではこのような理想や秩序に基づく文や語、記号では満足などできなくなる（『探究』105）。論理の結晶のような純粋さといったツルツル滑る氷の上に入り込んだところでは摩擦がなく、前に進むことができない。私たちは前に進みたい。だから摩擦が必要なのだ。ザラザラとした大地に戻れ！と（『探究』107）。「知識」「存在」「対象」「自己」「文（命題）」「名」などを用いて事物の本質を捉えようとする場合は、いつも自問すべきである。いったいその語はその故郷の日常言語の中で実際に使われているのか、と。私たちがやるべきことはそれらの語を形而上学的使用から日常的使用へもう一度戻すことである（『探究』116）。このように彼は言う。

　『探究』7の最後の部分では、ウィトゲンシュタインは言語だけでなく、言語にまつわる活動の総体のことを「言語ゲーム」と称している。それは、ことばを使って活動している現実の状況、文脈の中でそのことばの意味は使われ、また共有されていくということである。

　ことばが使われる状況に注目してみると、現実の生活では身ぶり、ジェスチャー、眼差しといった身体表現はことばと同じように意味を表している。あるいは「はい」と「いいえ」、対象を直接表現する「これ」「あれ」「そこ」といったダイクシス（直示詞）も、文脈や状況の中では十分に意味を表す働きをしており、これらを使いながら言語活動を展開することがある。ウィトゲ

ンシュタインは、使われるものをことばだけには限定しなかった。

　言語の規則と使用について考えてみよう。言語の規則とその使用について ウィトゲンシュタインはいくつかの重要な指摘をしている。ことばの現実における具体的な使用というのは、まさに、ある時、ある所での使用であって、それは言語の使用規則それ自体を理解することではない。あくまでもことばを実際に使用すること、実践することでことばの意味が立ち上がってくる。ウィトゲンシュタインは、あることばを理解しているということは、ある技術をマスターしているということだと言う（『探究』199）。つまり、それぞれの個別具体のことばを現実の場にふさわしい使い方をするということである。『探究』202で、彼は次のように述べている。規則に従うとは、一つに実践であると。言語規則はそれぞれのことばの使用の中ではじめてその意味を持つのであり、規則は日常の言語活動の遂行のためにある。

　これまで確認してきたように、ウィトゲンシュタインは、後期の『探究』では前期の考えを否定し、「意味の使用説」を強調した。言葉の意味を一義的な論理形式で説明するのではなく、言葉の意味はことばを使用する中で決まってくるということである。これは一見すると言語規則などは決められていないと言っているようにとられることがある。だが、ことばの使用も勝手に行われるとだけ言ったのではなく、一定の使用の規則に従っていくこともあると指摘している。つまり、意味の多様性を担保することで、『論考』のような言葉の意味が論理形式ただ一つだけで決まってはいないということを言いたいのである。このように、言語規則とその意味の解釈も、それを使用する者や状況による多様性があり、また同じ規則に対する反応をとっても文化的背景が異なる人とでは異なっていることは大いにあり得ることである。このことを『探究』206でも指摘している。

　先にみたように、ウィトゲンシュタインは『論考』の最後のところで有名な「語ることができないことについては、沈黙するしかない」と言っていた。だが、同時に『探究』では、ことばで語られないものをことば以外のもので「示されること」は十分にあり得ることだとも述べている（黒田、p.44）。言葉に限定しないで「示されること」が意味を表現するということであり、『探究』はいわば『論考』の「語られうるもの」を一部取り込みながらより広い視点から言語を論じていたのである。だから『論考』と『探究』とは「断絶」ではなく、「連続」である。実際、『論考』4.002では「日常言語は、人間という有機体の一部であり、人間という有機体に負けないくらい複雑である」と述べて、日常言語のことを想定していた。

　結局、ウィトゲンシュタインが『哲学探究』でめざそうとしたことは、「言語ゲーム」という人間の日常生活を形づくっている言語活動の形式としての「文法」（＝規則）を、あくまでも生活の現実から描き出していこうとしたことであった。それは人間の本質にあるもの、その生の根源をまさに「探究」することであった。それはフッサールが人間精神の本質を現象学的な視点から明らかしていこうとしたのとどこか似ていて、ウィトゲンシュタインも生活の中で展開している言語活動から人間の本質を読み解こうとしたと言えるだろう（山本・黒崎、1987『ウィトゲンシュタイン小事典』p.270）。

### ④ 新たな枠組みから人間の言語の本質を探る

　ウィトゲンシュタインは破天荒な人生を送った人だと語られることが多い。たしかに、彼はオーストリア・ウイーンの裕福な家庭に育ち、膨大な資産を受け継ぎながらもその遺産の相続を拒否した。なお、ウィトゲンシュタインの姉・マルガレーテを描いた肖像画がある（『マルガレーテ、ストンボロー＝ウィトゲンシュタインの肖像』）。これはオーストリア出身の有名な画家のグスタフ・クリムトが女性を描いた肖像画シリーズの中の一枚である。クリムトのパトロンであった父親のカール・ウィトゲンシュタインが富豪のストンボロー家にマルガレーテが嫁ぐ時に結婚祝いとして贈ったものである。この逸話からもウィトゲンシュタインが裕福な家庭の出身であったかをうかがい知ることができるだろう。

　彼は、ケンブリッジ大学に入学した後も、第一次世界大戦では義勇兵として志願し、従軍する。『論理哲学論考』を出した後、哲学を放棄するかのように短い間だが小学校の教員になったり、ウイーンに戻って修道院の庭師の仕事をしたり、建築の設計をしたりと、変化に富んだ生活をしている。一時期、ノルウエーの山小屋で生活もしている。

　その後、ケンブリッジに戻り、最終的にはケンブリッジ大学の教授として学生を指導しながら、その講義をもとに原稿を書き、『哲学探究』を遺して亡くなっている。彼は『論理哲学論考』を出した後、もう自分の哲学は完成して終わったとして一時哲学の世界から足を洗いながら、『論理哲学論考』を否定する『哲学探究』を出した。いわば、自らのそれまでの哲学の営みを清算し、そこから改めて人間の本質は何なのかを見つけ出そうとした。自らを否定することで、その先にあるものを見つめようした人生だったのかもしれない。その一端は、エドモンズ（Edmonds, D）とエーディナウ（Eidinow, J）がウィトゲンシュタインと同郷のポパーとの間の論争事件を軸に書いた『ウィトゲンシュタインの火かき棒』（2001）からも伺い知ることができる。

## 6 日常言語学派から示唆される失語症者のコミュニケーションとその在り方

　私たちが日常の生活の中でまさに生きたことばを使っていることから言語の本質を論じたのが日常言語学派であり、その言語論であった。この章では、代表的なオースティンとウィトゲンシュタインの言語論を中心にみてきた。失語症の言語訓練の方法を提唱している認知神経リハビリテーションでは、オースティンの発話行為論の考えを積極的に活用している。そして、ウィトゲンシュタインの研究については、日常の言語活動の実際を問題にしているということで失語症者の日常生活におけるコミュニケーションのフィールド研究を行っているグッドウィンが、ウィトゲンシュタインの『哲学探究』の発言をとりあげている。これは前の章でふれてきた。

　ここでは、ウィトゲンシュタインの『哲学探究』からみえてくる人間の言語の本質についての議論と、日常生活で展開している言語活動に焦点を当ててフィールド研究を行っている言語人類学者をとりあげる。そこから言語に障害を負ってしまった人の言語活動の支援はどのようなものであるべきかを考えていく。

### （1）ドゥルーズとガタリ『千のプラトー』における「言語学の公準」から

　はじめに、言語の意味論についてユニークな考えを展開しているドゥルーズが言語を社会・文化的状況の中で展開していると指摘していたことをみていこう。ドゥルーズとガタリが『千のプラトー』(1980) の4「言語学の公準」で、オースティンの発話内行為論を論じながら言語の本質について語っている。それは端的に言えば、言語の実践的な性格、彼らの表現ではプラグマティックな側面こそが言語の本質だという主張である。それはオースティンの発話行為論と重なっている。彼らは、オースティンの「発話内行為」は指令語であるとしながら、直接話法として他者に向けて発せられ、一定の行動の実現をめざして行われる遂行としている。彼らは「発話内行為」を遂行としてみると、これまでの言語学が指摘してきたこととは違う側面が見えてくると言う。つまり、意味論、構文論といったもので説明できるようなものでないし、言語をラングとパロールに区別する発想もそこでは当てはまらなくなる（邦訳 p.99）。

　彼らは言語を、ラングとパロールの2つを使った社会における実践的な活動としてみることから論を進めて、発話とは常に社会的、あるいはイデオロ

ギー的な内容を機能的に持っているものであると言う。これを彼らは「集団的アレンジメント」としているが、言語のメッセージとして政治的・社会的、あるいはイデオロギー的配置を与えているということであり、そこでは社会─個人というラングとパロールの対立枠組みは無効になっている。そこには、本書の第5章でみてきたバフチンの言語論やこの後みていくシルヴァスティンの言語イデオロギーともつながってくる発想である。

　そして、ドゥルーズとガタリが「言語学の公準」で指摘しているもう一つの重要な指摘は、発話を行為的遂行とみることで、発話にある身体的なもの、つまり、リズム、アクセント、ジェスチャー、さらにはプロソディーが言語活動には含まれているということである。この後のところでみていくハンクスのダイクシスのように簡略化されたことばもそこに含まれている。これらは身体的言語であり、発話としての個人の行為でありながらも、同時にそれは限りなく社会・文化的活動であり、文脈・状況の中での出来事である。

## (2) 場と状況の中で意味を表わすモノと活動

　モノとそれに関わっている活動は、それらが置かれている場や活動の状況で雄弁に意味を語っている。その一例として、前の失語症の訓練の在り方として「レーマ」について述べた中でスペルベルとウィルソンの『関連性理論』(1986) を短く紹介しておいたが、ここでは別の視点からこの著書で指摘していることをみておきたい。

　彼らは、日常の会話では決まった言語コード、つまり言語規則による使用が一義的に決まっていないのが普通だと言う。たとえば、彼らがあげている例だが、故障したヘアードライヤーを修理して欲しいと思っていながら直してもらうことに躊躇して、途中まで分解して部品を修理中であるかのように辺りに置いておいたとする。この時、床に置いてある物は修理中であることを知らせる「情報意図」を表し、さらにそれは修理して欲しいという意図を伝える「伝達意図」を表してもいる。このように、ただ情報を出すだけでなく、そこに伝えたいことがそこに込められている。その意図を相手がどう理解するかということがコミュニケーションの過程では重要になってくる。もちろん、ここでは「情報意図」が直ちに「伝達意図」にはなっていない（邦訳p.35）。

　これと類似することは、私たちの日常場面ではしばしば起きている。会議中に部屋にある時計を眺めて、その動作を発言している相手に分かるようにして見せた時には、それは「発言が長い、もうずいぶん時間が経っている」

という意図を伝えている。あるいは同じ部屋の壁にかかっている時計に目を向けていることを相手も見ている時には、「昼食の時間だから食事に行こう」という意図を伝えている。同じ時計とそれに向けられた視線の意味は、このように場面や状況によって大きく違っている。

　このように文脈の中で出された情報の関連性について推論することが、コミュニケーションの理解である。ここで身ぶりや動作によって表れるものは、それがどのような場面と状況の中で出されているのかという文脈がその情報の意味を判断するためには重要になるし、そのための推論能力が大切になってくる。ただし、スペルベルとウィルソンは身ぶりや視線、動作がコミュニケーションの意図を判断するのにどのような基準があるか、その機能については明らかにしていない。彼らの研究で残されてしまった部分である。

## （3）言語人類学者の日常の言語活動のフィールドワーク

　言語人類学として日常の言語活動についてのフィールドワークを行い、そこに潜んでいる社会・文化的意味を明らかにしているシルヴァスティンとハンクスの研究をみていこう。彼らの研究を通して日常の言語活動には文化的、社会的意味を持っていること、同時にその言語的意味は社会・文化的な文脈の中でその機能を表していることを現実の言語活動の場に身を置いたフィールド研究から明らかにしている。それは限りなく言語の日常の姿を描いてくれるものである。

　シルヴァスティン（Silverstein, M）は米国の代表的な言語人類学者として知られており、社会文化的コミュニケーション論・記号論も論じている。彼は人類学、言語学、心理学、哲学といった広い視野から問題を論じているが、同時にその理論は難解で知られており、その内容の詳細を把握することは難しいが、ここでは彼の代表的な研究である「指標性の階層論」についてみていこう。

　シルヴァスティンが日常生活のコミュニケーション活動の基本単位として注目しているのが、言語の指標性であり、指標記号（indexicals）を使った指標的指示（indexical significaion）である。この指示機能が働くのは、指示するという実際の出来事が起きている場で指示するものと指示されるものとが何らかの形でつながっている場合である。

　はじめに、指示記号の具体レベルのものをみていこう。指示するものと指示されるものとの隣接性が高いもの、つまり特定の場所や時間の中でこれらがつながっている場合である。これが彼の言う「これ、あれ、ここ、そこ、

今さっき」といったもので、「ダイクシス（deixis）」と呼ばれている。これは日本語では直示詞とか単に直示と表現されている。シルヴァスティンはコミュニケーションとして出来事が今起こっている時間や場所、「今ここ」を「オリゴ（deictic center）」と呼び、それは場や状況の基点となっている。話しことばだけでなく、眼差し、ジェスチャー、身体動作といった記号として観察可能な指示詞の他に、私やあなたといった一人称、二人称といった話す人を表現したものもそこに含まれる。私たちが日常何気なく使っている「あれどこにある？」といったことばや、それに対して「そこにあるでしょう」と応答する時のようなもので連想されるように、場所と時間が共有されている時には意味が共有されることになる。実は言語学研究の中で指標性とその機能についてかなり前に議論をしていたのがドイツの心理学者で、また言語学者であったカール・ビューラー（Bühler, K）で、彼は『言語理論』（1934）で、言語の指標性の問題を現象学的視点をとりいれながら言語の象徴場と比較しながら論じている。シルヴァスティンの「オリゴ」と類似しているのがビューラーのZeigfeldで、邦訳書では「指示場」と表現しているが、それは「指標野（indexfield）」のことである。

　「オリゴ」あるいは「ダイクシス」と関連することとして、本書の第3章でヴィゴツキーが話しことばの特徴として述べた述語主義がある。これはヴィゴツキーが『思考と言語』の中で述べているものだが、友人と一緒に電車が来るのを待っている時に、「来たよ」という簡略化されたことばで表現しただけで、意味が了解可能になるのは、2人が「今、ここ」という同じコンテクストを共有しているからである。

　あるいは、シルヴァスティンが「オリゴ」を、ことばだけでなく眼差しやジェスチャーといったものを含めていることから、本書の第6章で述べたような、グッドウィンが失語症になった彼の父親の家庭におけるコミュニケーション行動を分析する中で失語症になっても残された少ない発話や身体動作で周りの人と意志疎通の手段としているのは、まさにそれは「ダイクシス」の使用である。

　シルヴァスティンは「オリゴ」を基点にして、抽象度の上がった象徴性が大きなものへ連続していく「指標性の階層」構造を論じており、これも「オリゴ」と並んで彼のユニークな考えである。ここでは音や文字といった記号だけでなく、この記号対象である意味を含めた普遍言語（メタ言語）を指標性の大小という原理で説明をしている。これまで言語の意味を、指示やその表出として説明してしまうことがあった。このことはドゥルーズが『意味の論

理学』の中で批判してきたことであった。シルヴァスティンの指標性の階層論も、直示という対象指示を始まりにしながらも、それを意味論的な範疇や語用論的な範疇、さらには普遍的・形式的な文法的範疇という領域へ広げて論じているところが彼の指標性についての議論の特徴であり、理論的にも広い視野を有しているところである。

## 7 ヤコブソンからシルヴァスティン、そしてハンクスへ

シルヴァスティンとハンクスの言語人類学の研究の一部には、ヤコブソンの言語論についての考えを継承しているところがある。先に確認したように、シルヴァスティンは言語の問題を、あくまでも社会文化的なコンテクストの中で生じているコミュニケーションという行為と出来事として論じており、それを心理主義的なものとして論じることとは一線を画す姿勢がある。そして、そこにはヤコブソンの影響がある。特にヤコブソンが言語には多様な機能があることを論じた「コミュニケーションの6つの機能」についての考えである。

### (1) ヤコブソンのコミュニケーション論

ヤコブソンの言語研究がシルヴァスティンの考えと関連するところをみていこう。ヤコブソンについては本書の第2章でもみてきたが、ここでは別の視点からヤコブソンの言語論をとりあげる。ヤコブソンは『言語学と詩学』(1960)で、言語活動を複数のコミュニケーションの要素が連関し合う中で起きているものとして、次の6つの要素を上げている。「送り手addresserは受け手addresseeにメッセージmessageを送る。そして、メッセージが効果をもたらすためには、言及されるコンテクストcontext（いささかあいまいな別の術語でいえば指示対象referent）が必要である。コンテクストは、受け手が理解できるものでなければならず、言語的であるか、言語化を可能にするものでなければならない。送り手と受け手に全面的に共通する、あるいは部分的にでも共有するコードcodeも必要である。そして、最後に、接触contact、すなわち送り手と受け手のあいだの物理的回路や心理的つながりが欠かせないものとしてある。これらが、送り手と受け手の両者がコミュニケーションを開始したり、続けることを可能にしている」(邦訳p.187)。この要素のどれか一つだけで機能することはなく、各単位が機能的に連関している。

　このように、ヤコブソンが言うコミュニケーション・モデルはコミュニケーションを過程としてみることである。それは実際の社会で展開されているコミュニケーションの実態からみようとするもので、指示対象が何を指示し、意味を表現しているかは一義的には決まらないで、そこにはコンテクストが作用している。だから、言語コードによってはノイズに属するようなメッセージであったとしても、実際のコミュニケーションでは意味を伝える機能として発揮することがある。前章で述べたグッドウィンの実践にあるように、彼は自分の父親の失語症者が家族との会話でDeh、duhという無意味な音を発したり、プロソディーとして声に抑揚をつける、あるいはyesやno、andといったこれだけでは何を表現しているのか分からないものでもコードやコンテクストを共有していればメッセージとして有意な機能として働いている。

　ヤコブソンは、20代で文学理論として作品の形式的な分析に力点を置いたロシア・フォルマリズムの代表者の一人としてロシアの文学と言語学の分野で大きな影響を与えたが、その後、チェコのプラハ構造主義言語学の確立をマテジウスとともに行い、そこで独自の言語理論を展開していった。彼のコミュニケーション・モデルもその延長に位置づけられており、プラハ構造主義で強調されている旧情報の「テーマ」と、そこから新たに得られる新情報である「レーマ」との区別やそれらの連関性といったことも基礎理論の一つになっているものである。あるいは、テクストにあるシンタグマ（連辞）とパラディグマ（範疇列）という2つの異なった意味構造とその連続的な関係もプラハ構造主義が提起している言語理論であるが、ここにはヤコブソンが重視するコミュニケーショや言語記号を「過程」としてみていく発想がある。そこでは明示されたものだけでなく、非明示的なメッセージも扱わなければならないことになる。テーマとレーマ、シンタグマ（連辞）とパラディグマ（範疇列）の問題であるが、こうしたヤコブソンらのプラハ構造主義言語学の理論で指摘したことは、ルリヤの失語症研究や彼の言語研究に影響を与えた。

　ヤコブソンの研究経歴は第2章の最後でも簡単にふれたが、彼がナチスを逃れてチェコを去り、米国の地に渡り、そこで言語学研究に大きな足跡を残している。言語人類学の分野との関連では、ハーヴァード大学の学生としてヤコブソンから指導を受けたのがシルヴァスティンであった。だから、シルヴァスティンが指摘している指標性の一つの「これ」「あれ」のダイクシスも、「これ」ということば自体は何も言い表してはいないが、一定のコンテクストやコードを話し手と聴き手が共有していればそれは十分に了解可能な

メッセージになる。これはまさにテーマの中にあるレーマの機能と同じものである。ここにもヤコブソンの影響をみることができる。

## （2）シルヴァスティン：社会文化的な行為としての発話

　シルヴァスティンは、ヤコブソンが発話の出来事論として出来事に関する発話やその参加者との関係を含んだ名詞句（ヤコブソンはこれを「転換子」と言った）の機能を論じたことに影響を受け、発話を社会文化的な行為として論じる研究へとつながっていった。それはシルヴァスティンがコミュニケーションという活動、あるいはその理論は出来事にその基点がある（彼の言う「オリゴ」）という考えに端的に表れている。

　シルヴァスティンの論文（1993）で指摘していることをみていこう。出来事という社会・文化的なものである以上は、発話者がその社会的事象について言及したものには社会文化的な背景が存在している。そこで説明すべきことはチョムスキーに代表されるような形式的な統語論といった文法規則による言語についての説明とは異なっている（p.33）。出来事という社会的な場面における発話は、それが指示として明示されるもの（これには弱い明示性と強い明示性がある）だけでなく、はっきりと明示はされていないが指示として言及されているもの（非明示的なもの）も当然含まれる。つまり、発話を含めたテクストとしての指標記号が明示的に機能していないものであっても、非明示的な形でメッセージとして示されるということである（p.45）。発話の内容が何であるかは、発話それ自体を問題にするのではなく、その発話行為そのもの、そしてそれが送り手と受け手の間のどのような状況で行われているかによって決まってくる。

　先にみたオースティンの発話行為論の「約束」の問題をもう一度考えてみよう。約束をするという送り手からの発話行為は受け手に対する義務を含んだものである。だが、この義務はあくまでも明示的なものではあるが、同時にそこには約束を守らないという非明示的なものが含まれていることを否定することはできないし、受け手の側でも本当は守らないだろうという非明示レベルでの発話として受け止める可能性をも含んでいるのである。

　シルヴァスティンの日本の読者向けに書かれた論文である「知識とコミュニケーションの弁証法」（2021）では、比較的分かりやすい例を使って説明している。そこでは彼が所属しているシカゴ大学の大学院生としてやってきた2人の学生の会話で彼らが何気なく使っていることばやダイクシスによって、出身大学で示される所属階層などを探ったりしている。あるいはどの大

学の出身であるかということを尋ねることで、宗教的背景などを確認することを行っているというのである。

　このように非明示的な情報によってでも特定の内容が直示というダイクシス的機能として表れることが多いが、日本においても地域によっては特定の姓名が出身階層や出自を表すといったことがかつてあったと言われている。その名残はいまだに残っているところがあったりする。これもシルヴァスティンが言うテクスト情報から暗に出される非明示的言及指示の一例である。なお、シルヴァスティンの一連の研究は本書の第5章でとりあげたバフチンのことばの背景にあるイデオロギー性の問題と多分に関わっており、シルヴァスティンの研究にある言語イデオロギー論の具体的研究の一つである。

　シルヴァスティンの研究については日本では紹介されることは少ない。シルヴァスティンの研究を中心に社会記号論や言語人類学の研究を紹介したものに小山の『記号の系譜』(2008) があり、同じく小山らがシルヴァスティンの主要論文の邦訳とその解説を加えた『記号の思想　現代言語人類学の一軌跡　シルヴァスティン論文集』(2009) がある。言語人類学の重要人物であるシルヴァスティンについて日本語で読むことができる、数少ない著書である。

## (3) ハンクスのダイクシス論

　ダイクシスの研究者として知られているもう一人の研究者がハンクスである。ハンクス (Hanks, WF) はシカゴ大学時代にシルヴァスティンから教えを受けており、シルヴァスティン―ハンクスという研究の系列がある。ハンクスの代表的なダイクシスの研究の一つに「ここ (here)」「あそこ (there)」の指標性の比較文化研究がある。この直示詞とか直示表現も私たちは日常生活では頻繁に使っている。「あれ持ってきて」という求めに対して、「あそこにあるよ」と答えたりする。この場合、「これ」とか「あれ」ということば自体は何も具体的な事物を表現してはいない。だからハンクスが指摘するようにこの直示詞がどのような場面、どのような状況の中で使われているのかを明らかにしない限り分からない (Hanks, 1992)。逆に言えば、会話の当事者たちは「あれ」が何を指示しているかは分かっており、私たち日本人は「あれ」は「これ」よりも遠いところにある事物を指示するものとして使ったりして、一応2つを区別する場合が多い。それは英語の場合もほぼ同じだろう。ところが、ユカタン半島に住んでユカテック語を話すマヤの人たちはこのような区別をしないで、同じものを指して「あれ」と言ったり、「これ」といった指示語を使っている。それらは話者の視点が柔軟に変化しながら使わ

れているというのである。日本語でも英語の場合も「ここ（here）」と「あそこ（there）」の使用の違いは、話者の視点を固定してそこからの距離の違いを表している。ここには指示語という「ダイクシス」の使用には文化的枠組が介在している。それを明らかにしているのがハンクスの研究である。彼が指摘しているように、発話は状況に依存しているという発想から議論しない限り明らかにならず、「記号表現」としてのことばと「対象（指示物）」とを固定的にみるのではなく、文脈や状況の中で決まってくるという捉え方をしなければならない（Hanks, 2000）。

　それでは「ここ」と「あそこ」を私たちは厳密に使い分けているかというと、状況や発話者の違いを排除はできないこともある。たとえば、「あれ取ってきて」と言ったことに対して、「これなの？」といってことばを返すことを日常ではしばしば行っている。その時2人の話者の対象からの距離はそれほどの違いがないにもかかわらず、聞き手は話者が「あれ」といった時にはその確認として「これ」といったことばで返したりする。ここには話者と聞き手の立場の違いが反映されていて、けっして「これ」と「あれ」がその意味として固定化されて使用されているわけではないということで、先の1992年の論文でハンクスが指摘したように、発話状況を考慮した談話内容の分析が必要になっている。

　ハンクス（1996）が「ダイクシス」という直示詞で示していることによく表れているように、意味は言語とそれが展開されている状況や文脈といったいわば環境との間で展開されている相互行為として生起しており、意味は言語それ自体に内包されてはいないと結論する（p.266）。つまり、私たちが注目していくべきことは、発話内容そのものではなく、発話行為として何が行われているかということなのである。

### 8 本章のまとめとして

　この章のまとめをしておこう。これまで「ダイクシス」という直示詞の働きをみてきて分かるように、日常生活の中で展開されている談話はけっして統語論的な規則に従った言語に限定されないで、広い意味で具体的な文脈や状況の中に置かれて理解されるような発話であったり、時には指差しやジェスチャーといった身体表現行為を用いた活動であったりする。ここから、先の第6章でもみてきたように、通常の言語活動に大きな制限を持ってしまった失語症者のコミュニケーション活動も、狭い意味での言語に限定すること

なく、意志表示と会話可能な表現手段として多様なものを位置づけていくということである。そして、何よりも彼らが日常生活の中で家族を含めた周りの人たちとの会話を持ち続けていこうとする意欲を失わないようにすることを、家族、そしてことばの回復に関わっている人たちが心がけていくということだろう。

　本章のウィトゲンシュタインを論じたところでとりあげた彼の『哲学探究』の中にある言葉を、もう一度確認しておこう。『哲学探究』45の文章である。「指示代名詞『これ』にはにない手（つまり、どういう場面で使用するかその使い手とその使用の状況のこと）が必要だ。つぎのように言えるかもしれない。これがあるかぎり、「これ」という単語には意味もある。たとえこれが単純なものであろうとも、複雑なものであろうとも。だからといって、「これ」という単語が名前になるわけではない。その逆なのだ。何しろ名前は、指す身ぶりとともに使われるのではなく、指す身ぶりがあってこそ説明されるものなのだから」（丘澤・訳p.42）。

　ウィトゲンシュタインの『哲学探究』は、驚くほど多面的な視点から読むことができる。逆に言えば、この本を具体的な問題に引きつけて読んでいくと彼が問題にしていたことがよく分かってくる。ここでは日常言語の世界で起きていること、特にことばを失ってしまいながらも残された少ない言語能力や身体運動表現という別の記号表現を使って周りの人たちと関わりを持とうしている人たちのことを考えながら『哲学探究』を読んでみるということである。そうすることで、今まで漫然と読んでいた『哲学探究』とは違う世界が見えてくるだろう。

［文献］
オースティン，JL（1956-57）弁解の弁. 服部裕幸・訳，1991，坂本百大・監訳，オースティン哲学論文集，勁草書房，pp276-331.
オースティン，JL（1960）知覚の言語－センスとセンシビリア－. 丹治信春・守屋唱進・訳，1984，勁草書房.
オースティン，JL（1961）オースティン哲学論文集. 坂本百大・監訳，1991，勁草書房.
オースティン，JL（1962）言語と行為. 坂本百大・訳，1978，大修館書店／飯野勝巳・訳，2019，講談社（講談社学術文庫）.
ビューラー，K（1934）言語理論－言語の叙述機能－（上・下）. 脇坂豊・他・訳，1983/1985，クロノス.
ドゥルーズ，G（1969）意味の論理学. 岡田弘・宇波彰・訳，1987，法政大学出版局／小泉義之・訳，2007，河出書房新社（河出文庫）.
ドゥルーズ，G＆ガタリ，F（1980）千のプラトー. 宇野邦一・他・訳，1994，河出書房新社.
エドモンズ，D，エーディナウ，J（2001）ウィトゲンシュタインの火かき棒（邦題：ポパーとウィトゲンシュタインとのあいだで交わされた世上名高い10分間の大激論の謎. 二木麻里・訳，

2003, 筑摩書房, 2016)／同書・文庫版（ちくま学芸文庫）.

橋元良明（1989）背理のコミュニケーション. 勁草書房.

フエルマン, S（1980）語る身体のスキャンダル―ドン・ジュアンとオースティンあるいは二言語における誘惑―. 立川健二・訳, 1991, 勁草書房.

藤井力夫（1989-91）随意運動の発達に関する神経心理学的基礎：A.R. LURIA の局部脳損傷患者に対するケース研究からの覚え書き（上）（中）（下）. 北海道教育大学紀要第 1 部, C. 教育科学・編, 31(1), 31(2), 32(1).

Hanks, WF（1992）The indexical ground of deictic reference. in Duranti, A & Goodwin, C (eds), Rethinking context: language as an interactive phenomenon. Cambridge: Cambridge University Press, pp43-76.

Hanks, WF (1996) Language form and communicative practices. in Gumperz, JJ & Levinson, SC eds, Rethinking linguistic relativity. Cambridge: Cambridge University Press.

Hanks, WF (2000) Intertexts: writings on language, utterance, and context. Lanham: Maryland, Rowman & Littlefield Publishers.

服部裕幸（2003）言語哲学入門. 勁草書房.

稲川良・安田真章（2022）言語行為論からみた言語機能系の働き. 稲川良・安田真章・編, 言語機能系の再学習プロセスに向かって―失語症のリハビリテーションのために―, 協同医書出版社, pp107-139.

ヤコブソン, R（1960）言語学と詩学. 桑野隆・朝妻恵里子・編訳, 2015, ヤコブソン・セレクション, 平凡社（平凡社ライブラリー）, pp181-243／一般言語学. 川本茂雄・監修, 田村美鈴・他・訳, 1973, みすず書房, pp83-221.

小山亘（2008）記号の系譜―社会記号論系言語人類学の射程―. 三元社.

黒田亘・編（2000）ウィトゲンシュタイン・セレクション. 平凡社（平凡社ライブラリー）.

Luria, AR & Tsvetkova, LS (1968) The reeducation of brain-damaged patients and its psychopedagogical application. In Learning disorders (Special Child Publications, Seattle: Washington), Vol.3: 137-154.

Luria, AR (1976) Basic problems of neurolinguistics. translated from Russian by Basil Haigh. The Hague: Mouton.

ルリヤ, AR（1979）言語と意識. 天野清・訳, 1982, 金子書房.

ミリカン, RG（2004）意味と目的の世界. 信原幸弘・訳, 2007, 勁草書房.

認知神経リハビリテーション・特集：失語症（2016）認知神経リハビリテーション, 第 16 号：1-36.

ペルフェッティ, C（2015）言語の再教育. 小池美納・訳, 認知神経リハビリテーション第 15 号：35-42.

ペルフェッティ, C・編著（2017）失語症の認知神経リハビリテーション. 小池美納・訳, 宮本省三・解説, 2018, 協同医書出版社.

クワイン, WVO（1960）ことばと対象. 大出晃・宮館恵・訳, 1984, 勁草書房.

リクール, P（1976）解釈の理論―言述と意味の余剰―. 牧内勝・訳, 1993, ヨルダン社.

リクール, P（1977）哲学と言語. 久米博・訳, 1978, 思想（岩波書店）, 1978 年 1 月号（643 号）, pp32-53.

佐藤公治（2022）言語治療の本質を理解する〜言語治療という臨床の「トポス（場）」のダイナミズム. 稲川良・安田真章・編. 言語機能系の再学習プロセスに向かって―失語症のリハビリテーションのために―. 協同医書出版社. pp3-54.

Silverstein, M（1993）Metapragmatic discourse and metapragmatic function. in Lucy, JA ed, Reflexive language：reported by speech and metapragmatics. Cambridge：Cambridge University Press, pp33-58.

シルヴァスティン, M（2009）小山亘・編訳, 記号の思想, 現代言語人類学の一軌跡. シルヴァスティン論文集, 三元社.

シルヴァスティン，M（2021）知識とコミュニケーションの弁証法─知ること．学ぶことにおける
　　テクスト性とコンテクスト性．榎本剛士・永井那和・訳，鳥飼久美子・他・編，異文化コミュニ
　　ケーション学への招待，みすず書房，pp288-330.

スペルベル，D ＆ ウィルソン，D（1986）関連性理論─伝達と認知─．内田聖二・他・訳，1993,
　　研究社出版.

トマセロ，M（2008）コミュニケーションの起源を探る．松井智子・岩田彩志・訳，2013，勁草書
　　房.

ワーノック，GJ（1969）現代のイギリス哲学：ムーア・ウィトゲンシュタイン・オースティン．坂
　　本百大・宮下治子・訳，1983　勁草書房.

ヴァインリヒ，H（1976）言語とテクスト．脇坂豊他・訳，1984，紀伊國屋書店.

ウィトゲンシュタイン，L（1922）論理哲学論考．丘沢静也・訳，光文社（光文社古典新訳文庫).

ウィトゲンシュタイン，L（1953）哲学探究．藤本隆志・訳，1976，大修館書店（ウィトゲンシュタ
　　イン全集・8)／丘澤静也・訳，2013，岩波書店／鬼界彰夫・訳，2020，講談社.

ウィトゲンシュタイン，L（1958）青色本．大森荘蔵・訳，1975，筑摩書房（ちくま学芸文庫).

山本信・黒崎宏・編（1987）ウィトゲンシュタイン小事典．大修館書店.

# おわりに

　ここ数年の間に起きている新型コロナの蔓延は、人間社会と私たちの日常の活動に大きな変化を与えてしまっている。人との接触や関わりをできる限り制限すること、マスクを着けることが常識になっており、人の表情が見えなくなってしまっている。それでも、マスクを着けないで歩いている人には非難の目線を向けてしまっている自分がいる。

　このような中では、人間の活動と人間の存在にとって欠くことのできない人との接触を通して関係を作り、そしてそこから自らを造っていくという根本にあるものに揺らぎを起こしてしまっている。

　人は絶えず他者と関わりを持ち続けなければ人間になっていかない。だから、人はコミュニケーションの手段として絶えず人と人とを生の声と身体のぬくもり、表情を介した直接的な身体的なつながりを基礎にした声と声の交流を大切にしてきた。ここに制約がかかった時、人は生身の声をはずしてしまった文字の世界でコミュニケーションをせざるを得なくなった。スマホやネット情報はこの人の生身の声を失った世界である。

　少し前までは全国規模の学会や研究会に私たちは旅費と時間をかけても出かけたものである。それはどうしてだろうか。研究仲間からの意見や批判を聞き、議論し、直接的な交流の場を広げる機会になっているからである。同じことは昨今急速に利用が広がっているzoomなどによるオンライン研究会で可能になっていると言うかもしれないが、それは効率の良い情報のやりとりだけであって、そこで得られる経験の中身は違っている。

　いかに人は他者と関わろうとするのか。それはことばを失った人が何とかして自分に残された言語能力を使って他者と話しをしようとする、この現実が示してくれている。それは時にはジェスチャーや指差しといった身体表現を使ってでも自分の考えや思いを伝えようとする。本書の後半でもとりあげた一人の応用言語学者が全失語になった自分の父親の言語生活を研究したものがある。ここからはどんな場合であっても人はいつも周りの人と関わりたいという姿が見えてくる。そして、そのことばを失った人の周りの家族はこ

の人の発言を聴き取ろうとする。こういう関係の存在が言語の本質にあるものを語ってくれている。

　言語、その中でも話しことばは社会的な現実の中で存在するものであり、同時に社会の現実を創り出しているものでもある。バフチン、ヴィゴツキー、そしてルリヤの言語論はそのことを如実に語っている。あるいは、言語を発話行為論として展開したオースティン、そしてウィトゲンシュタインの英国の日常言語学派の言語論も、人が伝えるメッセージとは何であるかを語ってくれている。これらの研究を通して、人はなぜ言語を使うのか、人が言語を持っていることは何なのかを考えさせてくれる。

　不幸にもことばの機能を失った人、その回復をめざしていこうとする人たちの前で、ことばを使うこと、その活動はどういうものとして捉えていくべきか、まさに言語の本質とは何であるかを改めて見つめ直していきたい。これが本書でめざしていこうとすることであった。

　認知症についての治療と研究の第一人者であった長谷川和夫が自分自身、認知症になって語ったものがある。長谷川和夫が語ったことを猪熊律子がまとめた『ボクはやっと認知症のことがわかった』(2019) である。この中で長谷川は、「ああ、自分も認知症なんだな」と受け入れて上手に付き合いながら生きていこうとする。その際、「『じつは、自分は認知症なんですよ』と言える社会であることが大事です。なぜなら、暮らしとは、周囲の人との関わりによって大いに変わってくるものだから」と述べている。そして、「ボクはやっと認知症のことが分かった」と言う。認知症研究の第一人者である長谷川が自分が認知症になってみてはじめて見えてきた世界があるということなのである。当事者になってみなければ分からないことが多いということだろう。そのことを実感を持って語ってくれている。長谷川は2021年11月にこの世を去っている。

　それでは、認知症になってしまうこと、脳卒中になって身体・運動麻痺になること、あるいは失語症になることが彼らを理解するためには必要なことなのかというと、そうではないだろう。たしかに、彼らの世界を完全に理解していくことは当事者本人でなければ分からないことはたしかにあるだろうが、我々人間には他者のことを想像してみるという力がある。他人の内的世界、他人が何を欲しているかを理解していくためにはその人の発すること

ば、そして振る舞いを感じ取り、それをもう一度自分の内的なことばで捉えなおしていくという自己内対話を試みるということである。そこからリハビリテーションでは患者の抱えている課題も共感的に理解していく一歩になっていくはずである。しばしばリハビリテーションでは患者とセラピストの関係を「二人称の世界」としてみていこうということが言われるが、この「二人称の世界」ということばで言われていることをもっとはっきりとさせなければならない。それは、他者の声を引き取り、自己の中でもう一度自分と対話する自己内対話することである。だから最後は「一人称の世界」で考えるということなのである。当事者に少しでも一歩近づき、それを共感として感じとることをめざすということである。それは、マニュアル的に書かれた教科書的な知識とは無縁の世界だろう。

　本書でもふれてきたルリヤのロマンティック・サイエンスの発想、そして彼の考えに触発されたサックスが患者に向き合う姿勢もまさに、一人ひとりの患者の世界を大事にしながらそこで患者の声を聴き、一つひとつの小さな動きに眼差しを向けていくことであり、そこから患者の中で起きていることを見事に活写している。

　長谷川和夫が先の本の中で述べていることでもう一つ大事なことは、暮らしとは、周囲の人との関わりによって大いに変わってくるということである。本書で主に取り上げてきた失語症についても、不幸にもことばに障害を持ってしまった人も病院のリハビリテーションの訓練室の外の自宅の生活では、周りの家族とのコミュケーションが待っている。完全なことばでなくても自分が使えることばや身体運動動作を使いながら自分の意志を伝え、家族と意見を交わすことをしている。これが日常の生活の風景だろう。残されたことばを使って周りの家族、そして身近にいる人たちと関わっていくこと、この当たり前のことを大事にしていきたいものである。そして、ことばに障害を持ってしまった人に向ける姿勢も、その人が何を言おうとしているのか、そのことに耳を向けていくことを大切にしていきたい。

　我が国は今、超高齢化社会に猛烈な速さで進んでいる。しかも、私自身もその当事者の一人であるが、圧倒的に人間の数が多い団塊世代が後期高齢者になっている。癌の病魔から逃れても認知症になるか、脳出血か脳梗塞のいずれかの脳卒中で自分の自由が失ってしまう人間が急増してくることは間違いないことだろう。

人の名前をいつも忘れる。食卓の前にある野菜の名前や果物の名前を忘れて、「これ、何と言うもの？」と家族に訊くのが日常になっている。あるいは「自分の言ったことを忘れて、そんなこと言った？」と言い返すことが多くなってきている。これは私の日常の風景である。自分だけのことかと思うと、同じ年齢の友人もほぼ同じようなことをしていると言う。認知症になるのはまだ先のことだと思っていても、もうすぐそばまで来ている。

　これから大量に増える認知症、脳卒中、そして失語症になった人を若い人が支える時代に突入している。今以上にリハテーションの必要性とその質的向上が求められている。不幸にも身体とことばの機能に障害を持った人が再び自分の世界を取り戻していこうという営み、それを支えていくリハビリテーションの仕事は間違いなく崇高な営みである。その仕事に見合うような待遇改善を実現していく社会を切望していきたい。

　この本を出すにあたっては協同医書出版社の社長であり、編集長の中村三夫さんから多くのお力添えをいただきました。中村さんとは私がリハビリテーションと関わりを持ち始めた最初のきっかけになった『臨床のなかの対話力』に加わることに声を掛けていただいて以来のお付き合いである。今日、厳しい出版事情の中で、本書のような失語症についての基礎的な内容のものがどこまでことばの回復の実践に関わっている人に興味と関心を持ってくれるか不明にも関わらず出版の可能性を位置づけていただきました。深く感謝する次第です。

　認知神経リハビリテーションの学会長で、高知医療学院の学院長の宮本省三先生にも感謝を申し上げなければなりません。認知神経リハビリテーションが目指している理論と実践研究の両面にロシアの心理学者のヴィゴツキー、そしてルリヤの研究が直接・間接的に関わっていることを教えていただきました。私自身の学問的世界を少しでも広げていくきっかけを与えていただきました。

[文献]
長谷川和夫・猪熊律子 (2019) ボクはやっと認知症のことがわかった. KADOKAWA.

# 項目索引

# 人名索引

佐藤公治（さとう　きみはる）

1948年　北海道生まれ。
1978年　北海道大学大学院教育学研究科修了（博士・教育学）
北海道教育大学、北海道大学に勤務。北海道大学名誉教授。
高知医療学院客員教員。認知神経リハビリテーション学会会員。

［主な著書］
『臨床のなかの対話力－リハビリテーションのことばをさがす』、『臨床のなかの物語る力－高次脳機能障害のリハビリテーション』、『言語機能系の再学習プロセスに向かって－失語症のリハビリテーションのために』（いずれも共著）（以上、協同医書出版社）、『ヴィゴツキーの思想世界－その形成と研究の交流』、『ヴィゴツキーからドゥルーズを読む－人間精神の生成論』（共著）、『「アクティブ・ラーニング」は何をめざすか－「主体的、対話的な学び」のあるべき姿を求めて』、『ヴィゴツキー小事典－思想・理論・研究の構想－』（いずれも新曜社）など。

「日常言語」のリハビリテーションのために～失語症と人間の言語をめぐる基礎知識

2023年1月31日　初版第1刷発行
定価はカバーに表示

著　者　　佐藤公治©

発行者　　中村三夫
ＤＴＰ　　Kyodoisho DTP Station
発行所　　株式会社協同医書出版社
　　　　　〒113-0033　東京都文京区本郷3-21-10
　　　　　電話03-3818-2361　ファックス03-3818-2368
　　　　　郵便振替00160-1-148631
　　　　　http://www.kyodo-isho.co.jp/　E-mail：kyodo-ed@fd5.so-net.ne.jp
　　　　　ISBN978-4-7639-3060-6
印刷・製本　横山印刷株式会社